手健康，守健康

积水潭医院医生说手部伤病

杨　勇◎主编

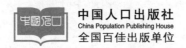

中国人口出版社
China Population Publishing House
全国百佳出版单位

图书在版编目（CIP）数据

手健康，守健康：积水潭医院医生说手部伤病 / 杨勇主编 . -- 北京：中国人口出版社，2023.1

ISBN 978-7-5101-8738-4

Ⅰ.①手… Ⅱ.①杨… Ⅲ.①手 - 外科学 - 问题解答 Ⅳ.① R658.2-44

中国版本图书馆 CIP 数据核字（2022）第 202187 号

手健康，守健康：积水潭医院医生说手部伤病

SHOU JIANKANG, SHOUJIANKANG: JISHUITAN YIYUAN YISHENG SHUO SHOUBU SHANGBING

杨 勇 主编

策 划 编 辑	刘继娟
责 任 编 辑	刘继娟
装 帧 设 计	华兴嘉誉
责 任 印 制	王艳如　任伟英
出 版 发 行	中国人口出版社
印　　　　刷	天津中印联印务有限公司
开　　　　本	880毫米 ×1230毫米　1/32
印　　　　张	5.25
字　　　　数	78 千字
版　　　　次	2023 年 1 月第 1 版
印　　　　次	2023 年 1 月第 1 次印刷
书　　　　号	ISBN 978-7-5101-8738-4
定　　　　价	39.80 元

电 子 信 箱	rkcbs@126.com
总编室电话	（010）83519392
发行部电话	（010）83510481
传　　　　真	（010）83538190
地　　　　址	北京市西城区广安门南街 80 号中加大厦
邮 政 编 码	100054

编委会

主　　编：杨　勇

主编助理：王　月

编　　者：杨　勇　北京积水潭医院手外科

　　　　　王　月　北京积水潭医院手外科

　　　　　田　彭　北京积水潭医院烧伤科

　　　　　单华超　北京积水潭医院骨肿瘤科

　　　　　付　晨　北京积水潭医院肾内科

　　　　　韩　巍　北京积水潭医院创伤骨科

　　　　　钱占华　北京积水潭医院放射科

　　手是人类最重要的劳动和社交器官。我们通过双手来创造和改变世界，我们还能用双手表达感情，与人交流。然而，正是由于手在日常生活和工作中如此重要，因此也容易遭受意外伤害和罹患各种疾病。手外伤在急诊外伤中很常见，很多为开放伤，需要急诊手术紧急处理。除了外伤之外，其他的各种全身病变和畸形在手部也常常有不同的表现。例如，手部麻木、感觉异常；手部无力，不能完成精细动作；手部包块；手部疼痛；等等。这些情况可能和大家常常听说的腕管综合征、腱鞘炎、骨关节炎等疾患有关。小朋友手部的多指、并指、屈曲畸形，以及活动障碍等，可能由手部常见的先天畸形导致。手的结构精细、特殊，因此在治疗上要求很高。为了普及大家对手部外伤和疾患的了解，我们总结了手部和腕部最常见的一些问题，按照一问一答的形式进行讲解。

　　在本书的编写过程中，我们还邀请了骨肿瘤科、创伤骨科、烧伤科、放射科，以及内科的专家参与。希望大家通过本书能够更加了解自己的双手，在日常生活和工作中合理地使用，并更好地保护我们的双手。

杨勇

2022 年 6 月

目　录

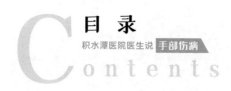

Contents

第三章 手部划伤，不容小觑 —— 神经损伤

第四章 掌骨和指骨骨折了怎么办

第五章 发生了断指和断肢，现场如何应急处理

第六章 手部烧伤、烫伤如何急救处理

第七章 得了甲沟炎怎么办

第八章　经常手麻、甩手？可能是腕管综合征

第九章 手麻、手指伸不直，可能是肘管综合征惹的祸

第十章 不打网球一样会得网球肘

第十一章 手掌长硬结，警惕发展成掌腱膜挛缩

第十二章 不是只有妈妈会得"妈妈手"

第十三章 多拇畸形手术简约而不简单

第十四章 并指畸形 —— 手术方案和时机的选择

第十五章 手指末节变形，可能是骨关节炎所致

第十六章 第一腕掌关节骨关节炎一定要手术治疗吗

第十七章　手部和腕部的类风湿如何治疗

第十八章 运动人群腕部疼痛 —— 警惕 TFCC 损伤

第十九章 什么是尺腕撞击综合征

第二十章 得了月骨缺血坏死怎么办

第二十一章 腕舟骨骨折如何治疗

第二十二章　破了的"黏液囊肿"怎么又长出来了

第二十三章 痛风在手部和腕部的表现有哪些

第二十四章 手指轻轻一碰就骨折 —— 内生软骨瘤在作祟

第二十五章 腱鞘囊肿 —— 微创手术还是传统手术

第二十六章 指尖触痛，可能是血管球瘤搞的鬼

第一章

手部意外受伤，去医院之前怎么处理

小王是个勤快人，工作之余喜欢做点儿特色饭菜犒劳自己。今天是周末，他准备早餐做个生滚牛肉粥。牛肉从冰箱里拿出来化了一会儿，小王觉得差不多了，开始切片。没想到，切片的时候牛肉块突然一滑，菜刀将左手第四根手指切破了，鲜血直流。慌乱中，小王用厨房用纸压住创面，在朋友的陪同下匆忙赶到医院急诊。医生检查伤口发现指端缺损了一部分，幸亏在厨房用纸中找到了离断的小组织块，进行了原位缝合手术。医生说，要是找不到这个组织块，可能需要从腕部或者上臂取皮植皮，那样的话创伤就更大了。

手部是人类最重要的劳动器官，在工作和日常生活中容易受到各种意外伤害。如果不幸发生了手外伤，我们在就医之前应该如何正确进行临时处理，才能减轻疼痛和避免进一步损伤，是大家在日常生活和工作中应该掌握的常识。下面我们就和大家聊一聊手部意外受伤去医院之前怎么处理。

Q1: 常见的手外伤有哪些

根据受伤机制，常见的损伤类型包括切割伤、压砸伤、挤压伤、撞伤、击打伤、牵拉伤、撕脱伤、爆炸伤、烧伤、热压伤、咬伤、高压注射伤等。不同类型的损伤在致伤特点、受累组织、损伤范围，以及治疗方式等方面存在显著不同，预后差异较大。

Q2: 非专业人士如何对手外伤进行简单分类（见表1）

表 1 手外伤简单分类

手外伤分类 表现	开放伤	闭合伤
皮肤破损	有	无
出血	有	无，表现为局部肿痛、皮下瘀斑

Q3: 一旦发生手部开放伤，如何应急处置

轻微的开放伤（刀划伤、瓷片或玻璃割伤等），现场主要的处理是压迫止血。可以用纱布或者清洁纸巾、毛巾持续按压伤口暂时止血。

严重的开放伤（电锯伤、机器伤或车祸伤等）很可能合并骨折，因此在压迫止血的同时，还需要用硬性材质的物品对受伤肢体进行简单的固定，如夹板、纸壳、书籍等。初步处理后，迅速就医。

Q4: 手部闭合损伤，肿痛严重，可以自行涂抹药物吗

不建议，最好就医，医生会通过查体和辅助检查，如拍 X 光片、做 B 超等明确诊断，再进行相应的合理治疗。就诊前可以用硬性材质物品临时固定，以减轻疼痛症状。

Q5: 轻微的手部闭合损伤，需要去医院吗

受伤时所受暴力小、手部感觉和活动无显著受限，可以先局部冷敷，观察数日，制动。一般一周左右轻微的软组织外伤就开始逐渐减轻。如果一周后仍然疼痛，甚至加重，那就必须去医院进一步检查。

Q6: 手上很小的创口，一定需要去医院就诊吗

如果创口很表浅，可以自行消毒处理。但是具备以下情况之一的，必须到医院就诊，包括：创面深、活动性出血、手指麻木、手指关节的屈曲或伸直受限。上述情况很可能合并血管、神经、肌腱损伤，需要手术探查修复。

Q7: 如果发生手指或组织块离断，应当如何保存

离断的手指和组织块如果完整，一定要送至医院，后续治疗很

可能需要用到。断指或组织块要求低温干燥运送。可以用纱布或清洁毛巾包裹断指或组织块后，用防水袋密封，并放置于冰水混合物的容器中转运。

注意保持断指或组织块干燥，避免用消毒液或其他液体浸泡组织块，或使组织块直接接触冰块，造成离断组织的进一步损伤。

Q8: 当发生手指离断或断肢时，如何正确止血

主要是在现场对肢体近端的断端进行止血处理，可以用纱布或者清洁纸巾、毛巾持续按压伤口暂时止血。等待救护车或尽快将患者送往医院。

Q9: 手外伤前期自行处理有哪些常见错误

对于表浅的小伤口，可以自行消毒包扎。

对于严重创伤，现场进行加压包扎止血即可，不要在伤口处涂抹各种药水，如红药水、紫药水、云南白药等，自行用药会影响医生对创面的观察和伤情判断。

不要用钢丝、绳索、电线等在肢体近端捆扎止血，这样可能造成进一步的组织损伤。

Q10: 生活和工作中如何避免发生手外伤

生活中使用尖锐物品，如刀、剪等时，要注意安全。家中的易

碎物品，如玻璃、瓷器、花盆等，可以更换为强度更好的产品，如将浴室和窗户玻璃更换为钢化玻璃等。

工作中一定要严格按照操作流程，注意佩戴防护装备，做好防护措施，尽量避免手外伤的发生。

第二章

手部划伤，不容小觑 —— 肌腱损伤

　　张女士是个忙碌的妈妈，每天做饭、接送孩子、上班……今天早上张女士起得有点晚，急急忙忙给孩子做早饭的时候，不小心将玻璃杯打碎了，一块碎片划伤了手指，虽然伤口并不大，但鲜血直流。张女士急忙用家里的医用纱布将伤口压住止血，压了一会儿，伤口出血倒是得到了控制，但她发现受伤的手指不能弯曲了。家人将张女士送到医院急诊，医生检查后告知手指的屈肌腱断了，需要手术修复。张女士很诧异，这么个小伤口，肌腱怎么就断了呢，修复后手指功能会受影响吗？下面我们就这些问题为大家进行解答。

Q1: 什么是肌腱

就是大家平时说的手筋，医学上称为肌腱。

Q2: 手上哪些部位有肌腱

手部和腕部是肌腱非常集中的部位，位于手部掌侧的肌腱为屈曲手指的肌腱，位于手部背侧的肌腱是伸直手指的肌腱。

Q3: 肌腱都有哪些功能

手部肌腱最重要的功能是牵拉手指进行屈伸活动。其牵拉动作是由肌肉收缩牵拉肌腱完成的。手指屈肌腱被牵拉时，手指弯曲，帮助我们完成手部的抓握等动作。手指伸肌腱被牵拉时，手指伸直，帮助我们张开手指。

Q4: 哪种类型的创伤容易损伤肌腱

切割伤最容易造成手部的肌腱损伤。生活中常见的切割伤致伤因素包括刀具、玻璃、瓷片等；工作中常见的切割伤致伤因素包括美工刀、电锯、角磨机等。

Q5: 肌腱损伤后有哪些表现

手部肌腱断裂后，会出现手指屈伸功能障碍。如果为手部掌侧切口，屈指肌腱断裂，则会出现手指屈曲功能障碍。如果为手部背侧切口，伸肌腱断裂，则会表现为手指伸直障碍。

Q6: 如果手指还能活动，肌腱应该就没问题吧

手部肌腱的损伤分为两类：一类是完全断裂，这类肌腱损伤后会伴有手指的屈曲和伸直功能障碍。另一类是不完全断裂，这类肌腱损伤后患者仍旧能够活动手指，但肌腱的强度下降，在之后的使用过程中可能出现断裂。

因此，对于存在肌腱损伤可能性的手外伤病例，医生都会建议手术探查，如有损伤，及时修复。

Q7: 肌腱损伤后如何修复

肌腱断裂后，需要将肌腱断端进行缝合修复，恢复肌腱的连续性。肌腱的缝合方式和缝线都很特殊，这样能够保证肌腱愈合前肌腱断端的良好对合。

Q8: 肌腱修复手术为什么常常需要延长切口

肌腱具备一定的弹性，尤其是和肌肉相连的近断端，因此肌腱断裂后会不同程度地向两端回缩。为了能够找到回缩的肌腱断端并为肌腱缝合修复提供操作空间，医生做手术时会常规向创口的两端进行切口延长。

Q9: 肌腱修复后需要固定吗

肌腱修复后需要固定。

肌腱愈合的前提是断端能够很好地对合。修复早期，通过特殊缝线和缝合方法能够维持肌腱断端间的良好对合，但缝线的强度毕竟有限，需要通过石膏或支具固定来保持肌腱断端间相对较低的张力，确保肌腱能够顺利愈合。通常术后需要固定 3～4 周。

Q10: 肌腱修复后多久可以开始功能锻炼

肌腱初步愈合需要 3～4 周，此后可以拆除石膏或支具等外固定，并开始免持重的功能锻炼。这个阶段容易出现肌腱再次断裂。有些患者拆除外固定后，会误认为肌腱愈合强度能够满足使用，其实轻微的持重（如拎包，干家务等），就可能导致肌腱再次断裂。通常情况下，肌腱修复术后 3 个月，肌腱愈合的强度才能适应持重。

Q11: 肌腱修复后最常见的并发症是什么，如何处理

肌腱修复术后最常见的并发症是肌腱再断裂和肌腱严重粘连。肌腱再断裂需要再次手术修复。肌腱严重粘连可以通过松解手术改善。

Q12: 如何预防术后肌腱粘连的发生

可以通过术中和术后多项措施预防肌腱粘连。包括术中应用专用的肌腱缝线，肌腱缝合部位应用防粘连膜；术后按要求进行制动和功能锻炼等。通过上述措施，可以降低发生肌腱粘连的概率。

Q13: 为什么拆除外固定后手指还是不能动

由于长期固定，手指关节活动度很差，拆除外固定后，需要进行免持重的功能锻炼来逐步改善。如果经过一段时间的功能锻炼，仍无法活动，可以进行超声检查，明确是肌腱再断裂还是肌腱严重粘连。

Q14: 肌腱松解手术最好何时进行

肌腱松解手术一般在肌腱修复手术 6 个月之后进行，此时瘢痕软化相对彻底，肌腱断端强度较高，肌腱松解效果最好。

Q15: 肌腱长度不够怎么办，用异体肌腱会有排异反应吗

肌腱长度不足，需要肌腱移植修复。可以切取自体肌腱移植，也可以应用异体肌腱移植。由于异体肌腱须经过相关的技术处理，所以术后出现免疫排斥的风险较低。

Q16: 自体肌腱移植一般切取哪个部位的肌腱，会影响切取部位的功能吗

常用的自体肌腱包括：掌长肌腱、跖肌腱、2～4趾趾长伸肌腱等，其中前两者最为常用。当多根肌腱缺损时，可以切取多根趾长伸肌腱。一般对切取部位的功能没有明显影响。

Q17: 自体和异体肌腱移植各有何优点和缺点

自体肌腱不存在免疫排异反应，但会对供区造成一定的损伤，并且可供移植的肌腱数量有限。

异体肌腱可能会存在免疫排异反应，并且费用较高，但无供区损伤，不受数量限制。

二者在肌腱修复的临床效果方面并无显著差异。

第三章

手部划伤，不容小觑 —— 神经损伤

薇薇是个爱美的姑娘，会定期用修眉刀整理眉形。这天，薇薇不小心被修眉刀划破了手指，尽管伤口不大，但她发现受伤的手指一侧麻木，触觉基本消失了。于是薇薇赶紧到医院就诊，医生检查后告知手指一侧的指神经断了，需要手术修复。薇薇当天就做了急诊手术，修复了指神经，手也被厚厚的石膏固定了起来。但她不清楚修复后手指功能是否会受影响。下面我们就这个话题给大家进行解答。

Q1: 手上哪些部位有神经

手部最重要的神经主要位于手掌和手指的掌侧，掌侧神经包括正中神经、尺神经、指总神经和指神经。手背侧的桡神经浅支和尺神经腕背支支配手背感觉，重要性不及掌侧。

Q2: 手部的神经都有哪些功能

手部的神经功能主要有两方面。

$$手部神经功能 \begin{cases} 支配手部的感觉功能，包括触觉、痛觉、温度觉等。 \\ 支配手内肌，完成手部的精细动作。 \end{cases}$$

Q3: 哪种类型的创伤容易损伤神经

切割伤最容易造成手部的神经损伤。生活中常见的切割伤致伤因素包括刀具、玻璃、瓷片等；工作中常见的切割伤致伤因素包括美工刀、电锯、角磨机等。

Q4: 手指神经损伤后有哪些表现

手指的神经损伤后，主要表现为该侧指腹的感觉功能丧失，不同神经受损的表现不同（见表2）。

表2　手部不同神经受损的临床表现

受损神经	临床表现
指总神经	相邻手指邻近侧的感觉功能丧失
腕部正中神经	拇指、示指、中指、环指桡侧感觉功能丧失，拇指外展功能受限
腕部尺神经	环指尺侧和小指的感觉功能丧失，手指分开和并拢无力，小指外展功能受限

Q5: 如果手指还存在部分感觉，神经应该就没问题吧

　　指神经通常仅支配手指一侧的感觉，因此，受伤后需要仔细进行触觉的检查，可以用棉签分别检查指腹两侧的轻触觉，如果存在差异，则神经损伤的可能性较大。

Q6: 神经损伤后如何修复

　　神经断裂后，需要将神经断端进行缝合修复，恢复神经的连续性。由于神经直径细小，通常需要在显微镜下修复，神经的缝合方式和缝线都很特殊，这样能够保证神经愈合前神经断端的良好对合。

Q7: 神经修复手术为什么常常需要延长切口

　　神经具备一定的弹性，因此神经断裂后会不同程度地向两端回缩。为了能够找到回缩的神经断端和为神经缝合修复提供操作空间，医生做手术时会常规向创口的两端进行切口延长。

Q8: 神经修复后需要固定吗

神经修复后需要用石膏或支具固定一段时间，通常术后固定3～4周。

神经断端愈合的前提是良好的对合。修复早期，通过特殊缝线和缝合方法能够维持神经断端间的良好对合，但缝线的强度毕竟有限，需要通过石膏或支具固定来保持神经断端间相对较低的张力，确保神经能够顺利愈合。

Q9: 神经修复后多久可以开始功能锻炼

神经断端初步愈合需要3～4周，此后拆除石膏或支具等外固定，并开始进行免持重的功能锻炼。通常情况下，神经修复术后3个月，神经断端愈合的强度可以满足持重和正常使用。

Q10: 神经修复后最常见的并发症是什么，如何处理

神经修复术后最常见的并发症是神经再断裂，神经再断裂需要再次手术修复。

Q11: 神经修复后感觉功能多久会恢复

手部神经修复后一般3～6个月感觉功能会开始有不同程度的恢复，恢复的时间和程度与损伤类型、损伤部位、患者年龄等多个

因素相关。神经修复后，神经的轴突从断裂部位向远端生长，一般每天生长1毫米，直至到达指端，触觉开始恢复。通常，年轻患者轴突生长能力强，恢复效果相对较好。多数患者神经修复后，感觉会有不同程度恢复，但和正常感觉仍存在差距。

Q12: 神经修复的最佳时机是什么时候

神经修复越早越好，早期修复可以保证神经断端的无张力缝合，术后恢复效果好。超过1个月的神经损伤，修复时常常需要进行神经移植。

Q13: 神经修复时长度不够怎么办

当神经缝合时长度存在明显缺损时，需要进行神经移植。移植的神经可以选择自体神经，也可以选择异体神经。

Q14: 选择自体神经移植会对人体造成新的创伤吗

我们以最常用的腓肠神经移植为例，切取腓肠神经后，仅会影响外踝周围的感觉，对患者下肢运动无影响。

Q15: 异体神经移植修复指神经的效果好吗

目前临床上可以将异体神经用于修复感觉神经，如指神经。总体恢复效果良好，修复感觉神经的远期疗效满意。异体神经移植不会对患者造成新的损伤，但花费相对较多。

Q16: 神经损伤如果不修复，会出现什么后果

神经损伤如果不进行修复，其支配区域的感觉将完全丧失。由于丧失了该区域的保护性感觉，容易导致意外伤害的发生。此外，神经断端会形成神经瘤，部分患者对神经瘤敏感，局部疼痛，触碰后出现疼痛和过电感。

第四章

掌骨和指骨骨折了怎么办

　　王先生是一位滑雪爱好者，每年滑雪季都会去滑雪场风驰电掣地潇洒一下。王先生平时比较注意运动安全，滑雪头盔和护目镜等装备一应俱全。虽然偶尔也会摔倒，但基本没有发生过严重的外伤。这次从高级道滑下时，有个弯道转得有些急，意外摔倒。王先生起身后，觉得右手掌有些疼痛，但还能忍受，觉得没什么大事，但回家后发现手背肿胀明显，并且出现少量青紫色的瘀斑。去医院拍片，医生告知第四掌骨骨折，有移位，建议手术治疗。王先生担心手术后手部活动受限，影响生活。这里我们就手部掌骨和指骨骨折的治疗和预后做一下全面的介绍。

Q1:　什么是掌骨和指骨

掌骨是位于手掌部的骨性结构，一共有五根，从拇指到小指依次为第一至第五掌骨。指骨是位于手指中的骨性结构，除拇指为两节指骨外，其他四指均有三节指骨，分别为近节指骨、中节指骨、远节指骨。

Q2:　掌骨和指骨骨折受伤原因是什么

掌骨和指骨骨折由直接暴力（常见以击打、压砸为主）和间接暴力（如牵拉、扭伤等）所致。不同的致伤因素，可以导致不同类型和特征的骨折。

Q3:　掌骨和指骨骨折有哪些类型

按照骨折的部位，掌骨骨折可以分为掌骨头骨折、掌骨颈骨折、掌骨干骨折和掌骨基底骨折。指骨骨折可以分为指骨髁部骨折、指骨干骨折和指骨基底骨折。

按照骨折线的形态可以分为横行骨折、短斜行骨折、长斜行骨折、螺旋形骨折和粉碎性骨折。

按照是否伴有皮肤创口，分为开放性骨折和闭合性骨折。

Q4: 如何确诊掌骨和指骨骨折

结合患者外伤史，根据局部肿痛、畸形和活动受限的临床表现，以及手指正、侧位和手掌的正、侧、斜位 X 线检查可以明确诊断。

Q5: 掌骨和指骨骨折治疗原则是什么

掌骨和指骨骨折治疗的基本原则为解剖复位、坚强固定和早期功能锻炼。通常对于有移位的掌骨和指骨骨折，需要纠正骨折的成角畸形和旋转畸形，否则将显著影响手部的外观和功能。

Q6: 哪些掌骨和指骨骨折适用保守治疗

保守治疗适用于骨折无明显移位、闭合复位位置满意并且稳定的骨折，采用的固定方式包括石膏、支具固定等。其他类型的骨折则需要手术治疗。

Q7: 哪些掌骨和指骨骨折需要手术治疗

除我们上述提及的可保守治疗类型的掌骨和指骨骨折外，其余类型的掌骨和指骨骨折均建议手术治疗。

Q8: 如果确定需要手术，手术的最佳时机是什么时候

闭合性骨折，最佳手术时机是伤后 2～3 周以内。

开放性骨折，手术时机同开放伤，伤后尽早进行手术。

Q9: 掌骨和指骨骨折手术需要"上板"吗

手术分为闭合复位和切开复位，术中内固定物的选择，不仅有大家熟知的"上板（微型接骨板）"，还有其他内固定物。

Q10: 手术常用的固定方式有哪些

掌骨和指骨骨折常用以下固定方式（见表 3）。

表 3　掌骨和指骨骨折常用的固定方式

固定方式	适用情况	优点	缺点
克氏针	各种类型的骨折	操作简单，创伤小，可用于经皮固定	固定强度有限，需要辅以较长时间的外固定
螺钉	大块的撕脱骨折、长斜行骨折和长螺旋骨折	坚强内固定	需要切开置入
微型接骨板	骨干、髁部和基底骨折	坚强内固定	手术创伤相对较大，多数需要二次手术取出
微型外固定架	关节内粉碎性骨折和开放性骨折	对骨折部位和周围软组织损伤小，固定强度较大	位于皮肤外，舒适度欠佳，需要术后进行针道护理

具体治疗方式的选择要结合骨折部位、骨折类型和患者的要求等因素进行综合考虑。

Q11: 内固定物都要取出吗

克氏针、微型外固定架：必须取出，一般术后 6 周左右取出。

螺钉：可不必取出，如想取出，一般在术后 6 ~ 12 个月取出为佳。

微型接骨板：对于跨关节的必须取出；年龄 60 岁以上的可以不必取出；其余想取出的一般在术后 6 ~ 12 个月取出。

Q12: 掌骨和指骨骨折术后多久可以开始免持重功能锻炼

保守治疗：须复查 X 光片，骨折初步愈合后方可开始功能锻炼，一般在骨折固定 6 周左右。

微型接骨板：常规固定 1 ~ 3 周，如果骨折类型简单，术者认为固定坚强，术后即可开始功能锻炼。

克氏针固定：术后 4 ~ 6 周复查 X 光片，骨折初步愈合后，可开始功能锻炼。

微型外固定架：常规术后即可开始功能锻炼。

上述功能锻炼均指免持重功能锻炼，骨折完全愈合通常须 3 个月左右，之后可以正常使用。**具体的功能锻炼开始时间和方式以手术医生医嘱为准。**

Q13: 掌骨和指骨骨折治疗后多久手部能够正常使用

无论是保守治疗还是手术治疗，骨折正常的愈合时间都是 3 个月左右。通过查体和 X 线检查明确骨折完全愈合后，可以开始手部的正常使用。

Q14: 骨折治疗后常见的并发症有哪些

骨折治疗后可能出现的并发症包括骨折不愈合、骨折畸形愈合、手部功能障碍等。

（1）骨折不愈合可以通过延长固定时间和冲击波治疗等促进愈合，如果骨折端发生吸收硬化等，需要再次手术治疗。

（2）骨折畸形愈合可能造成手指偏斜、交叉等畸形，影响手部的外观和功能。对于畸形严重者，需要通过截骨矫形手术进行纠正。

（3）手部功能障碍主要和骨折部位、治疗方式，以及康复锻炼的情况有关。通常累及关节的骨折手部功能影响显著。此外，手部骨折后的功能锻炼也是恢复手功能的重要前提，只有治疗和功能康复并重，才能取得满意的疗效。

第五章

发生了断指和断肢，现场如何应急处理

　　小高是一名医学院的四年级学生，刚刚开始临床实习。小高学习非常刻苦，立志要当一名外科医生。为了增加实践的机会，休息时间他总会去外科急诊，跟着值班的老师一起接诊患者，打打下手。这天，来了一位手部机器伤的患者，左手第三、四指被裁纸刀完全切断了。由于小高实习的医院没有手外科和显微外科，带教老师迅速给患者进行了创面消毒包扎，同时让小高将断指用无菌纱布包好，放在密闭的塑料袋中，周围铺好冰块，之后将患者和断指一起转诊至专科医院治疗。这一通复杂的接诊和处理将小高搞蒙了，下面我们就为小高同学讲解一下如何正确地处理断指和断肢。

Q1: 断指和断肢的常见原因

根据受伤机制，断指和断肢可以分为切割离断伤、挤压离断伤、撕脱离断伤和毁损离断伤。切割离断伤多见于电锯伤和刀砍伤；挤压离断伤多见于折弯机伤、裁纸机伤，以及剪板机伤；撕脱离断伤多见于滚轮挤压和皮带轮绞伤；毁损离断伤多见于冲床挤压伤和重物压砸伤等。

Q2: 发生了断指和断肢，现场如何应急处理

创面和离断肢体的现场处理非常重要。断指和断肢的近端创面用无菌敷料或洁净的布类加压包扎止血。离断手指或肢体须保存于低温干燥的环境中。

Q3: 在转运过程中如何保存断指和断肢

在转运过程中通常用较厚的无菌或清洁敷料包裹断指和断肢，放入密闭的塑料袋中，再搁置于盛有冰块或冰棒的容器内。运送至医院后，可以将断指和断肢标记后放入4℃的冰箱冷藏保存。低温环境保存，可以减缓组织细胞代谢、死亡，以及细菌繁殖的速度。

Q4: 断指和断肢发生后，哪些是容易出现的错误操作

断指和断肢发生后近端创面通常加压包扎即可，避免用绳子、电线或铁丝等捆扎肢体止血，这样会造成肢体的进一步损伤。若近端创面出血活跃，需要专业人员用橡胶止血带或气囊止血带止血。

离断的肢体和手指不可与冰块直接接触，避免冻伤。更要避免离断的肢体用液体或消毒液等浸泡，这样会进一步加重组织细胞的损伤。

Q5: 哪些断指和断肢没有条件进行再植手术

如果断指和断肢外观不完整，毁损严重，通常无再植条件，但也需要转送至医院，由医生进行评估。此外，患者年龄过大，全身基础疾病较多，离断组织热缺血时间过长，以及全身创伤严重等情况，也不适合进行断指和断肢再植手术。

Q6: 断指和断肢再植手术需要修复哪些结构

肢体离断伤是一种严重的复合性损伤，涉及皮肤、肌肉、肌腱、神经、血管、骨骼和关节等多种组织结构。所有上述结构都需要进行修复，其中动脉和静脉的成功修复最为关键，通过血管吻合重建血液循环是肢体成活的前提。

Q7: 再植术后早期患者应当注意哪些方面

再植术后，患者需要严格卧床 7～10 天；患肢石膏制动；注意保暖，常规术后会有烤灯照射维持恒温。此外，需要避免情绪波动；如有疼痛及时对症治疗；严禁吸烟等。通过注意上述事项，结合术后用药，可尽可能避免血管危象（注：血管危象指血管痉挛或血管栓塞）的发生，提高再植手术的成功率。

Q8: 再植术后常用的药物有哪些

再植术后主要应用的药物包括血管解痉药物、抗凝药物，以及预防感染的抗生素。其他用药还包括适当补液、应用预防便秘的药物等。这些药物一般应用 7～10 天。

Q9: 再植术后多久能度过危险期

临床上绝大多数血管危象主要发生在术后 3 天内，如果出现血管危象，需要及时进行血管探查，通过探查修复，能够挽救部分断指和断肢。一般再植术后 10～14 天血运基本稳定，再发生血管危象的可能性就很小了。

Q10: 如果无条件再植或再植不成功，后期肢体功能如何重建

对于断指和断肢毁损的患者，或者术后发生血管危象的患者，如果最终发生再植手指或肢体坏死，可以通过后期的手指再造手术或佩戴假肢等方式重建肢体的外观和功能。

第六章

手部烧伤、烫伤如何急救处理

　　马女士的孩子今年 3 岁，是个活泼好动的小男孩，对世界充满了好奇，每天动动这儿，摸摸那儿的。晚上马女士给孩子做了他最喜欢吃的疙瘩汤，趁热端上了饭桌，转身又去厨房炒个青菜。谁知油刚热，就听到了孩子的哭声。她赶忙关了火赶到餐厅。原来孩子着急吃饭，将盛疙瘩汤的碗碰翻了，热汤洒到了手背上。这可把马女士急坏了，好在她有点急救常识，用自来水猛冲了十来分钟，而且疙瘩汤的温度也不算太高，孩子的手背只是烫红了一片，没有起水疱。马女士心里非常后怕，生怕孩子手上落下瘢痕。

　　其实日常生活中，我们的双手裸露在外面很容易受到各种侵害，如不小心手被热水烫了、炒菜时被油溅了、被化学性药品灼伤等，这些统统称为"热力性损伤"，临床称为"热烧伤"。临床医生对不同程度的热烧伤有着不同的治疗方法，下面我们就由浅入深地来讲解一下手部"热烧伤"的院前急救处理和后期治疗方法。

Q1: 热烧伤很常见，为什么把"手部热烧伤"单独讲

因为手部功能对每个人的日常生活的便捷程度和质量高低有极大影响，临床中也将手部热烧伤列为身体特殊部位热烧伤之一，而对于手部热烧伤的治疗与其他部位也有所不同。

Q2: 手部可能接触到哪些烧烫伤的危害

生活中可能接触到的致热源可以是火焰、热液、热固体和热蒸汽等。

Q3: 如何判断热烧伤的严重性

从局部来讲，受伤程度主要取决于致热源，温度越高、接触时间越长，造成的损伤越重。

Q4: 如何简单辨别热烧伤损伤程度

根据对皮肤组织损伤的程度可以将热烧伤分为Ⅰ°、浅Ⅱ°、深Ⅱ°及Ⅲ°烧伤，具体见表4。

表 4　热烧伤分度及表现

热烧伤分度	损伤程度	临床表现	愈合时间
I°烧伤（红斑烧伤）	表皮层	剧烈疼痛，创面潮红，但无表皮破损，无水疱形成，可遗留色素沉着，但不会形成瘢痕	一般1周内
浅 II°烧伤	真皮浅层	剧烈疼痛，表皮破损或水疱形成，创面潮红，可遗留色素沉着，不会形成瘢痕	一般2周内
深 II°烧伤	真皮深层，皮肤附件（毛囊、汗腺）完好	痛觉过敏，表皮破损或水疱形成，创面红白相间，愈合后可有瘢痕形成	2～3周
III°烧伤	皮肤全层，包括皮肤附件	痛觉迟钝，表皮破损，可有水疱形成，创面基底瓷白色，部分创面表现为痂皮状。由于生发层损伤，创面愈合依赖于创面周边正常皮肤缓慢爬行，所以愈合时间长，愈合质量差，愈合后瘢痕形成	3～4周甚至更长时间

Q5: 在实际评估烧伤程度时会遇到哪些问题

（1）一个部位的烧伤深度并不一致，可能存在混合深度的问题。烧伤深度并不是一成不变的，受某些因素的影响，可能会有动态变化，通常创面加深较为常见，可以通过合理的创面处理方法，防止创面加深。

（2）创面愈合时间可以印证早期烧伤深度诊断是否准确。

（3）表皮破损及水疱形成的创面不一定会导致瘢痕形成。

（4）小儿烧伤创面与成人创面表现相同，实际损伤程度会更深。

Q6: 当受到热烧伤侵害后，如何前期处理，将伤害降到最低

热烧伤的院前急救处理非常重要，可以很大程度上减轻损伤程度，为后期治疗奠定好的基础。

（1）迅速脱离致热源：如脱掉起火的衣物。

（2）冷疗：可以使用流动的凉水冲洗或浸泡持续 30 分钟以上；也可以冷敷，但是需要预防冻伤，避免直接接触皮肤。

（3）保护创面：可以使用干净的床单、被单或者毛巾等对创面进行简单覆盖包扎，然后迅速前往专科医院就诊。

Q7: 哪些错误的处理方法会导致热烧伤加重

最常见的处理热烧伤的错误行为有以下两种。

担心感染而不冷疗：这样做无疑会使致热源余热持续在肢体上作用，延长致伤时间，导致创面烧伤程度加深。

创面上使用红药水、紫药水、面粉、白糖、盐等非正规治疗物品，不但有创面加深和感染的风险，也会为医生后续诊治造成困难。

Q8: 不同程度的热烧伤的治疗是否有区别

是的。根据烧伤创面预后和处理方式的不同，粗略地将热烧伤划分为浅度烧伤（Ⅰ°和浅Ⅱ°）和深度烧伤（深Ⅱ°和Ⅲ°）。

Q9: 手部浅度烧伤如何治疗

评估烧伤的面积和深度后，如果是浅度烧伤可以遵循以下治疗方法。

（1）使用生理盐水消毒创面，去除污染物，剥脱坏死的表皮。避免使用刺激性的消毒液和可能使创面加深的消毒液，如酒精、过氧化氢和碘酊等。

（2）对于水疱，可以做低位引流，尽量保留表皮完整覆盖创面，可以减少因创面暴露而带来的疼痛，短时间内可以保护创面。

（3）无表皮破损或剥脱的创面（Ⅰ°烧伤创面）可以单纯外用药膏治疗，每日多次涂抹创面至愈合。

（4）有表皮破损或剥脱的创面，包扎治疗能够获得更好的愈合效果。要注意保持创面的湿度，不仅有利于渗出液的引出，同时可以预防更换敷料时所致的创面再次损伤。临床目前也会使用一些带有抗菌功能的湿性敷料，可以兼顾预防创面感染的作用。

（5）创面外用药的选择主要遵循预防感染和促进创面愈合两个原则。

预防感染药物：如莫匹罗星软膏等。

促进创面愈合药物：主要是各种生长因子，如表皮生长因子、成纤维细胞生长因子等。

（6）创面愈合后，不必延长包扎时间。两周之内愈合创面，一般无瘢痕形成，无须系统化的瘢痕治疗。愈合创面建议清水冲洗，短时间内不建议使用碱性清洗剂，以免对愈合创面造成刺激。同时需要避免摩擦和剧烈活动，避免再次出现创面。愈合后需要避免日光直晒，防止紫外线刺激色素大量产生，以物理防护为主。

（7）治疗的过程当中还须注意：减少活动、抬高患肢避免肿胀、忌烟酒及辛辣刺激食物、清淡饮食。

Q10: 手部深度烧伤如何治疗

手部深度烧伤，其处理分为非手术处理和手术处理。

非手术处理：适用于烧伤面积不大、非关节部位的创面。处理方式同浅度烧伤创面。如果在治疗过程中创面加深，或者为追求更快的愈合速度，可以考虑转为手术治疗。创面愈合时间通常会超过2～3周，创面愈合后需要积极地、系统地抗瘢痕治疗，加强手部功能锻炼。

手术处理：适用于可以直接切除缝合的深度创面、功能部位创面、预计愈合困难较大的深度创面。手术的方式分为直接切除缝合、切痂或削痂后植皮治疗。所有手术均为最大限度保留手部功能。伤后即可进行手术治疗，如保守治疗时间过长，可能出现较重的炎症反应和溶痂，造成手术困难。

Q11: 如果手术需要植皮，一般选择哪些部位取皮

供皮区多为大腿或后背相对隐蔽的区域。

目前人工真皮＋自体薄皮片的治疗方法，可以减轻供皮区损伤，临床效果可靠。

Q12: 植皮成活后需要注意什么

皮片成活后需要积极地抗瘢痕治疗，特别是功能锻炼和支具辅助治疗。

第七章

得了甲沟炎怎么办

　　淘淘今年上初中二年级，他有个坏毛病，没事儿就喜欢啃指甲，手指经常被啃得发红。有一次，右手中指指甲侧方出现了红肿，还有点儿胀痛，淘淘没当回事。可是没过几天，指甲侧方肿得更严重了，一碰就疼，都没法握笔写字了。妈妈带淘淘来到医院，医生查体后诊断为甲沟炎，已经化脓了，建议手术切开引流。这可是淘淘人生中的第一刀，他非常紧张。下面我们就为淘淘讲解一下甲沟炎那些事儿。

Q1: 什么是甲沟炎

甲沟是指甲两侧的沟状结构，主要由甲板和侧甲廓构成。通常情况下，甲沟相对封闭，但当其密闭性被破坏后，细菌进入该结构，可以造成该部位的感染，即甲沟炎。

Q2: 什么原因容易造成甲沟炎

常见致病因素包括：拔倒刺、指甲修剪过短，或啃咬指甲等。上述病因能够使甲沟的密闭屏障遭到破坏，细菌侵入而引起感染。尽管大部分甲沟炎为混合感染，但是最常见的病原体仍为金黄色葡萄球菌。

Q3: 甲沟炎的早期表现和后期转归

甲沟炎的早期临床表现为一侧指甲周围皮肤红肿，局部压痛。若未行处理，局部炎症将沿甲沟形成脓肿，脓肿可扩散至对侧，甚至累及指腹和指骨。

Q4: 甲沟炎早期如何治疗

急性甲沟炎的早期治疗包括：酒精湿敷，碘伏浸泡，局部涂抹和口服抗生素，患指制动。

Q5: 当甲沟炎形成脓肿后如何治疗

若形成脓肿，触诊有明确波动，或 B 超发现脓肿，则应当手术切开引流。

Q6: 甲沟炎手术需要麻醉吗

一般采用指根神经阻滞麻醉或臂丛神经阻滞麻醉，手术要求在绑扎止血带下进行，以减少出血，保证术野清晰。

Q7: 甲沟炎手术一定需要拔除指甲吗

通常手术中采用手指患侧的侧方切口，一般切口至指甲根水平；若存在甲下脓肿，需要拔除部分或全部指甲。

Q8: 手术后如何护理伤口

术毕不缝合切口，在切口中放置碘伏纱布或油纱条引流。术后早期每日换药、更换引流的油纱条，待伤口基本干燥后，减少换药次数，直至创腔愈合，引流条无法置入。

Q9: 甲沟炎预后如何

绝大多数甲沟炎经过规范治疗，能够获得痊愈。但愈合后也需要注意指甲的护理，避免引起甲沟炎常见的病因。如果甲沟炎没有得到规范的治疗和护理，迁延不愈，可能进展为慢性甲沟炎、炎性肉芽肿等。

Q10: 甲沟炎如何预防

避免常见致病因素，如拔倒刺、指甲修剪过短，或啃咬指甲等。如果出现甲沟处的肿痛，及时用酒精湿敷。手部接触水等液体后，及时用纸巾沾干，避免液体在甲沟处存留，以防止细菌进入甲沟。

第八章

经常手麻、甩手？可能是腕管综合征

　　王大妈 55 岁，近半年右手经常麻木，尤其长时间接打手机或买菜拉车后更为明显。夜里睡觉也会麻醒，醒来后甩甩手才能缓解。王大妈看到手麻一直不好转，便到医院检查，被告知患上了"腕管综合征"。

　　腕管综合征是中老年女性常见的手部疾病，您的家人或身边的朋友是不是也有遇到和王大妈一样的情况？下面我们就讲讲腕管综合征是怎么引起的，该如何预防和治疗。

Q1: 什么是腕管综合征

腕管是由腕骨和腕横韧带围成的一个骨纤维管结构，管腔内有9根肌腱、1根神经穿行而过，这根神经就是正中神经。当这个管腔内的结构体积变大或增多时，都会增高腕管内的压力，使正中神经受到压迫，而产生一系列症状，称为"腕管综合征"。

Q2: 哪些情况能引起腕管综合征

最常见的是由于指屈肌腱腱周滑膜增生后，导致腕管内压力增高，造成正中神经的卡压。此外，其他全身和局部的因素，也能够造成正中神经在该部位的卡压。

全身因素：类风湿、糖尿病、妊娠、甲状腺功能低下、痛风，以及肾功能不全等。

局部因素：腕关节骨折脱位、局部肿物、先天性发育异常，以及腕关节体位因素等。

Q3: 腕管综合征多见于哪类人群

多见于50～70岁的中、老年人，女性患病比例明显高于男性。

此外，还有一些职业人群也是此病的高发人群，如程序员、木工、厨师、快递员等。这些人群的腕关节长期过度使用，或腕关节体位不当等因素，容易造成腕管内压力增高，引起正中神经慢性损伤。

Q4: 腕管综合征有哪些症状

早期最典型的症状就是手部发麻，以拇、示、中指，以及环指的桡侧面麻木为主（见图1）。部分患者夜间麻木加重，经常被麻醒，醒后甩甩手或改变上肢体位，症状可以部分缓解，临床称为"夜间麻醒史"。

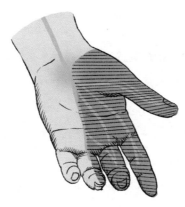

图1 腕管综合征手部麻木范围

Q5: 腕管综合征除了手麻还会有其他症状吗

手麻只是腕管综合征的一个早期表现，如果不干预，正中神经持续受压，进入中晚期，患者会出现桡侧三个半手指持续麻木，甚至感觉丧失。正中神经长期受压可以导致大鱼际部位的肌肉功能受损甚至萎缩，表现为拇指外展受限，患者常常感觉虎口张开不充分。

Q6: 腕管综合征患者经常"甩手"是怎么回事

"甩手"是绝大多数腕管综合征患者的典型动作，当患者长时间保持腕部不当姿势时，会出现手麻症状。患者通过甩手可以有效地缓解麻木感，这也是医生诊断"腕管综合征"一个重要的临床依据。

Q7: 如何确诊腕管综合征

专科医生根据临床表现和辅助检查即可确诊。

Q8: 腕管综合征有哪些特征性体征

腕管综合征的特征性体征包括：

手部感觉异常：桡侧三个半手指（拇、示、中指和环指的半侧）轻触觉减退。

Tinel 征：检查者用指端叩击患者腕部正中神经的走行范围，如果正中神经支配的区域出现"过电感"，提示有腕管综合征。

Phalen 征：患者手背相对，腕部屈曲时，短时间内出现手指麻木不适症状加重，提示有腕管综合征。

Q9: 诊断腕管综合征需要做哪些辅助检查

常规需要做腕部正中神经 B 超和肌电图检查。

对于腕部骨关节病损的患者，还须进行 X 线或 CT 检查。

Q10: 腕管综合征可以保守治疗吗

可以。早期可以采取保守治疗，主要是减少腕关节的使用和避免腕部不当体位，以休息为主，夜间佩戴腕管支具。保守治疗期间可适当口服非甾体类抗炎药物（如西乐葆、芬必得等）和神经营养药物（如甲钴胺、弥可保等）配合治疗。

Q11: 可不可以采用封闭治疗

可以。建议注射次数不超过 3 次，因为长期反复注射会增加感染和肌腱自发断裂等风险。

Q12: 什么情况需要手术治疗

经过 3 个月规范的保守治疗无效者及已经出现手部肌肉萎缩者需要手术治疗。

Q13: 手术切口有多长，术后多久可以恢复正常生活

手术切口位于腕掌处，长 5～6 厘米，一般术后次日即可活动，术后 14 天拆线恢复正常生活。

Q14: 手术可以采用微创方式吗

可以。在内窥镜辅助下，可以通过1～15厘米的小切口切开腕横韧带，达到松解正中神经压迫的目的，恢复期较传统手术无显著差别。

Q15: 腕管综合征会复发吗

规范手术治疗后复发概率很低。

Q16: 有什么方法可以避免腕管综合征的发生吗

以下这些措施可以避免腕管综合征的发生。

减少腕部的过度使用。

避免长久过度屈曲和背伸腕关节。

需长期工作时，每1～2小时做一下腕部放松，缓解腕部疲劳。

第九章

手麻、手指伸不直，可能是肘管综合征惹的祸

　　王大爷是个朴实的农民，一辈子勤勤恳恳，种地、打工。两口子抚养两个孩子长大成人，小女儿还考上了大学，毕业留在大城市工作。今年夏天，小女儿带孙子回家看望老人，吃饭时无意中发现王大爷手上的肌肉萎缩了，使用筷子也不灵活。小女儿不放心，带着王大爷来到城里的大医院看病，医生给王大爷拍了肘关节的片子，做了B超和肌电图，最后确诊为肘管综合征，并建议手术治疗。

　　肘管综合征是上肢常见的周围神经卡压疾病，与腕管综合征一样也可以导致手部麻木，其发病率仅次于腕管综合征。

Q1: 什么是肘管综合征

指尺神经穿过肘部时，在肘部受卡压而导致肢体感觉和运动功能障碍，多见于中老年人，男女发病比例为 2 : 1。

Q2: 为什么肘管综合征是个常见的疾病

该病与肘关节处解剖结构有关，尺神经穿过肘关节时，走行在肘部后内侧的一个骨头沟里，这个沟就叫"肘管"。由于肘管位置比较表浅，周边的软组织较少，肘关节的活动幅度大，所以走行在其中的尺神经就比较容易损伤。

Q3: 肘管综合征有什么临床表现

早期表现：以感觉异常为主，一般表现为环指尺侧半和小指麻木或刺痛（见图 2）。

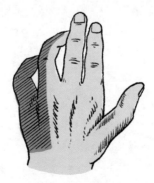

图 2 肘管综合征手部感觉异常范围

中晚期表现：除上述的感觉异常症状外，还会出现手部运动障碍。患者会出现手部的灵活性和力量下降，无法进行精细活动，如写字、缝衣服、拾起较小的物品等。

病程较长的患者会出现手部肌肉萎缩，如虎口背侧萎缩、骨间肌和小鱼际萎缩等，导致爪形手畸形，严重影响手部功能。

Q4: 什么原因可能导致肘管综合征

肘管的解剖结构异常：肘部骨折、脱位、先天性或后天性肘外翻、肘管内发生肿瘤等。

肘部骨关节炎：该类患者多为重体力劳动的老年男性，合并明显的肘关节退变。

肘部长期过度屈曲或局部受压：屈肘工作者以及枕肘睡眠者好发。

Q5: 肘管综合征的好发人群有哪些

肘管综合征多见于以下三类人群。

既往发生过肘关节骨折、脱位的患者。

老年男性，尤其是重体力劳动者。

长期屈肘伏案工作者。

Q6: 医生查体如何确诊肘管综合征

环指尺侧半和小指感觉异常。

Tinel 征阳性：叩击肘关节后内侧，即最突出的骨突后方，若出现放射到手部环指与小指的"过电感"则为阳性。

Froment 试验阳性：该试验也称为拇指夹纸试验，患者因为手内肌肌力不协调，当拇指和示指对捏或夹纸时，不能形成一个圆形的"O"。

Wartenberg 征：小指呈外展位，不能内收。

Q7: 确诊肘管综合征需要做哪些检查

B 超检查：最常用，显示尺神经卡压部位变形。

X 线检查：主要用于骨性结构或形态异常导致的肘管综合征。

肌电图：明确神经的传导功能和肌肉的受累程度，主要用于确诊和鉴别诊断。

Q8: 肘管综合征保守治疗方法有哪些

保守治疗适用于早期患者，主要有以下几种方法。

（1）改变不良体位或姿势，避免过度屈肘。

（2）支具制动，肘关节屈曲 30 ～ 40 度。

（3）口服神经营养药，如甲钴胺、弥可保。

Q9: 什么情况需要手术治疗

肘管综合征出现以下两种情况须手术治疗。

规范保守治疗 3 个月以上，症状无改善或进行性加重。

出现手内肌肉萎缩。

Q10: 手术有哪些方式

手术的主要方式有肘部尺神经松解手术、尺神经松解前置手术。

尺神经松解手术：可以微创手术或小切口手术。

尺神经松解前置手术：常规大切口手术。

Q11: 什么情况可以微创手术或小切口手术

微创手术和小切口手术仅适用于尺神经卡压症状较轻，尺神经周围无异常解剖因素的患者。

Q12: 术后有哪些注意事项

术后须用长臂石膏或支具固定肘关节于屈曲位 45 度，固定时间为 3 周。

Q13: 生活中如何预防肘管综合征

避免长时间肘关节过度活动。

改变不良睡姿：睡觉切勿枕着胳膊或将双手放于胸前。

需要伏案工作时，应避免肘关节过度屈曲。

第十章

不打网球一样会得网球肘

　　王女士贤惠、爱干净，生活工作两不误，平日里家里收拾得一尘不染。可是最近做家务的时候，王女士总感觉到右肘关节外侧疼痛。为了搞明白缘由，王女士去医院检查了一下，医生诊断为"网球肘"。王女士听了有些迷惑，自己明明没有接触过网球运动，为什么得了网球肘？下面我们就告诉您，为什么不打网球的您也会得"网球肘"。

Q1: 什么是网球肘

网球肘，又称"肱骨外上髁炎"，是手臂负责伸腕伸指的肌肉长期反复强烈地收缩和牵拉致肌肉的起点（见图3），即肱骨外上髁处发生不同程度的急性或慢性积累性损伤，该部位纤维产生撕裂、出血、机化、粘连，形成无菌性炎症。

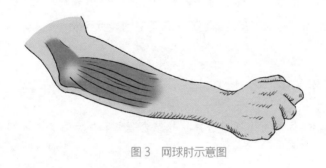

图3　网球肘示意图

Q2: 为什么叫网球肘

1883 年，有人发现温布尔登网球赛的参赛选手中经常出现此类疾病，因此将之命名为"网球肘"，便于公众认知和记忆。

Q3: 哪些人容易得网球肘

生活或工作中需要反复屈伸腕部或手部过度运动与发病有直接关系，如网球、羽毛球、乒乓球运动员，小提琴、钢琴演奏者，建筑工人，长期伏案或电脑操作者等。

Q4: 网球肘有哪些症状

轻度：肘关节外侧酸痛，疼痛有时可向上或向下放射，感觉酸胀不适。局部无红肿，肘关节伸屈不受影响，但前臂旋转活动和提重物时可引起肘部疼痛。

重度：肘关节外侧疼痛不断加重，手部握力减弱，用力握东西、拧毛巾等运动可使疼痛加重，日常活动严重受限。

Q5: 网球肘如何确诊

专业的骨科医生通过查体，并结合职业和生活习惯基本可以确诊。

Q6: 网球肘患者医生查体会发现哪些体征

肘关节外侧有明显的压痛点。

伸肌腱牵拉试验阳性：肘伸直，握拳、屈腕，然后将前臂旋前，能诱发肘外侧剧痛者为阳性（见图 4）。

抗阻伸腕试验阳性：患者腕关节屈曲，医生固定患者手部，嘱患者用力背伸腕关节，如出现肘外侧疼痛则为阳性（见图 5）。

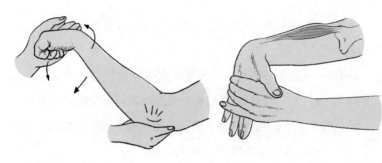

图 4　伸肌腱牵拉试验　　　　　图 5　抗阻伸腕试验

Q7: 诊断网球肘需要做哪些辅助检查

X 线：不作为诊断依据，一般用作鉴别诊断依据。

磁共振检查（MRI）：可显示前臂伸肌止点处水肿、变性、部分或全层断裂，可作为临床诊断依据。

Q8: 网球肘确诊后该如何治疗

临床上多数患者通过休息或保守治疗即可消除症状。

Q9: 有哪些保守方法可以采用

休息：减少肘部和腕部的活动，尤其引起疼痛的动作。

改变动作习惯：将抓提物品的习惯，改为捧抱，即手心向上托起物品。

冰敷：疼痛急性期，将冰袋包裹毛巾置于肘关节外侧，每次 15 ～ 20 分钟，每天 4 ～ 6 次。

护具 —— 肌肉环带固定：利用环形弹性固定带在前臂中上段进行固定，避免手和腕部活动时伸腕和伸指肌肉牵拉肌肉的起点。

功能锻炼：从牵拉训练到力量和抗阻训练，逐步过渡到正常生活、工作，建议在康复师指导下进行。

药物治疗：疼痛明显时建议口服非甾体抗炎药，不但止痛而且有消炎的作用。

Q10: 是否可以行封闭治疗或冲击波治疗

封闭治疗有助于减轻症状，但次数不宜过多。

体外冲击波疗法是目前治疗网球肘相对安全且有效的非手术疗法。

Q11: 什么时候需要手术治疗

经 3 个月规范保守治疗后，症状仍得不到缓解，对生活和工作的影响较大者，建议手术治疗。

Q12: 手术有哪些方式

主要的手术方式有两种，即小切口清创和关节镜下清创。

Q13: 术后多久可以恢复正常工作和生活

术后 2 周拆线，若无明显骨折脱位，可以开始功能锻炼。

Q14: 网球肘治疗后会不会复发

规范治疗，复发率很低。

Q15: 如何有效地预防网球肘发生和复发

在日常工作、生活及运动时须注意对肘关节的保护，避免引起网球肘的动作。

对于运动引起的网球肘，要规范动作标准，正确地挥拍击球，避免过度使用手腕，将负荷转移到肩部和上臂等大肌肉群中，对网球肘的预防有一定的作用。

通过适当锻炼，加强前臂、上臂和肩部的肌肉力量，有助于稳定肘关节，在运动、工作中能起到对肘关节更好的保护作用。

恢复期可局部热敷，缓解局部肌肉张力，每次 15 ～ 20 分钟。

第十一章

手掌长硬结，警惕发展成掌腱膜挛缩

　　王大爷多年前手掌内长了几个小硬结，不痛不痒，也没当回事。可最近一段时间，这些硬结变大了，呈索条状增长，并且王大爷的两根手指逐渐伸不直了，经过检查，医生确诊为"掌腱膜挛缩"，建议及时手术治疗。王大爷有点蒙圈，不知该如何是好，如果您有和王大爷一样的情况，就和我们一起了解"掌腱膜挛缩"吧。

Q1: 掌腱膜挛缩是什么疾病，严重吗

掌腱膜挛缩是指掌心皮下一层强韧的纤维结缔组织（掌腱膜）持续增厚、挛缩，手掌皮肤出现硬结褶皱，并最终导致手指关节逐渐发生屈曲挛缩，显著影响手部外观和功能。

Q2: 掌腱膜是什么，有什么作用

掌腱膜是手掌深筋膜浅层在掌心部分形成的致密腱性膜，呈三角形，厚而坚韧，由纵行纤维和横行纤维构成，近端与掌长肌腱相连，纵行纤维向远端延伸至手指。掌腱膜对于维持手掌形态、掌侧皮肤的稳定性，以及保护深层的血管神经结构均起到重要作用。

Q3: 得了掌腱膜挛缩都有哪些症状

掌腱膜挛缩早期表现为手掌皮下结节，随病情进展逐渐出现皮肤索条状结构，进而出现掌指关节和指间关节的屈曲挛缩。掌腱膜挛缩多累及环、小指，其他手指也可受累（见图6）。

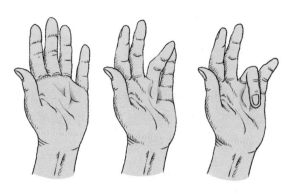

图 6 掌腱膜挛缩累及环、小指

Q4: 掌腱膜挛缩症是良性还是恶性疾病

掌腱膜挛缩症是一种良性病变，但该病随着时间的推移会持续进展，病情发展总体相对缓慢。

Q5: 哪些人群易患掌腱膜挛缩症

该病多见于中老年男性，女性发病较少。发病原因尚不明确，有人认为与种族、遗传，以及外伤等因素有关。

Q6: 得了掌腱膜挛缩症有哪些治疗方法

掌腱膜挛缩症为渐进性疾患，治疗的主要目的是切除病灶，改善症状，但并不能从根本上阻止疾病的进展。目前的治疗方法包括保守治疗和手术治疗。

Q7: 什么情况下可以保守治疗

如排除其他疾病的情况下，仅出现皮下结节或条索，而手指仍然能够基本伸直，功能无明显受限时，可以保守治疗。

Q8: 保守治疗包括哪些方法

保守治疗包括功能锻炼和注射胶原酶溶解剂。

对于病变程度较轻的患者，通过被动牵拉掌侧挛缩组织，可能会改善病程和手部功能。

对于已经出现手指轻度屈曲挛缩或身体不能耐受手术的患者，可以分次注射胶原酶溶解剂，以破坏挛缩的掌腱膜，达到改善症状的目的。但目前国内临床上还没有广泛开展胶原酶溶解剂注射。

Q9: 病情发展到哪种情况时必须手术治疗

根据患者对手功能的要求，因人而异。当手指已经不能伸直，并且明显影响使用时，建议早期手术。否则出现手指严重屈曲挛缩时，手术难度增大，术后功能恢复差，术中并发症增加，甚至可能导致术后手指坏死。

Q10: 常用的手术方法有哪些

手术方法主要包括：经皮开放掌腱膜切断术、掌腱膜部分切除术，以及掌腱膜完全切除术。其中，临床应用最为广泛的是掌腱膜部分切除术，即切除病变的掌腱膜，保留正常的掌腱膜结构。

Q11: 切除掌腱膜后会不会对手部功能有影响

掌腱膜切除后对手部的影响较小，不影响手的正常使用。

Q12: 做这个手术有什么风险吗

任何手术都有风险，只不过是风险多少和大小的问题。掌腱膜挛缩手术主要风险包括：血管神经损伤、皮肤坏死，以及术后远期瘢痕挛缩。

Q13: 手术后有复发的可能性吗

可能性小。病灶切除后，其他部位的掌腱膜挛缩如果继续进展，可能会造成手指屈曲挛缩。

Q14: 术后手指能完全伸直吗

多数患者术后手指可以完全伸直。但是术前手指屈曲挛缩严重的患者，由于继发神经血管短缩和关节的挛缩，术后的改善程度有限。

Q15: 术后多久可恢复正常工作、生活

术后 2～3 天，手指可以练习屈伸活动。术后 2 周切口完全愈合后，手部可正常使用。

第十二章

不是只有妈妈会得"妈妈手"

王大妈 50 多岁，已经退休了，生活衣食无忧，儿子已成家立业，今年又给王大妈添了一个大胖孙子，老两口儿高兴得嘴都合不上了，兴高采烈地去儿子家帮忙带孙子。可刚带了 3 个月，王大妈的手就出了问题，右手腕特别痛，尤其抱孩子时，这可急坏了王大妈，心想抱不了可爱的大孙子可不行。王大妈赶紧到医院挂号看医生，医生查体，结合 B 超，最后确诊为"桡骨茎突狭窄性腱鞘炎"，并告诉王大妈这个病是抱孩子抱的，要好好休息，还可能需要手术治疗。王大妈一听可犯了难，手术治疗要有一段恢复期，家里孩子怎么办？回到家里和家人商量，儿媳妇说隔壁邻居也是得了同样的病，打了一针封闭就好了。王大妈听完有些犹豫，为什么同样一种病有的医生建议手术，有的医生就建议封闭治疗，究竟哪个好？该如何选择呢？

Q1: 腱鞘炎可以发生在手部哪些部位

腱鞘炎是手部常见的疾病，成人最常见的是手指腱鞘炎（指屈肌腱狭窄性腱鞘炎）、手腕部腱鞘炎（桡骨茎突狭窄性腱鞘炎）。此外，临床上也可见尺侧腕伸肌腱腱鞘炎和桡侧腕屈肌腱腱鞘炎的病例。

Q2: 腱鞘炎的发生与哪些因素有关

（1）手指或手腕频繁活动。此病女性明显多于男性，与女性经常操持家务、过度且频繁使用手指或手腕有密切关系。近些年来，随着智能手机的普及，手机不离手已经成为现代人的通病，手机游戏和电子化办公过程中长时间的手指运动也是导致腱鞘炎的原因之一（见图7）。

（2）女性哺乳期、绝经期。处于这两个特殊生理期的女性，都是带孩子的主力人群，手及腕部过度使用，如洗衣、做饭、抱孩子等，另外叠加该阶段人群内分泌系统的改变，都是易患腱鞘炎的原因，所以，腱鞘炎也被暖心地称为"妈妈手"。

（3）患有糖尿病、免疫结缔组织疾病等基础病的患者。此类疾病的患者病情常累及腱周滑膜组织，增加了腱鞘炎的患病概率。

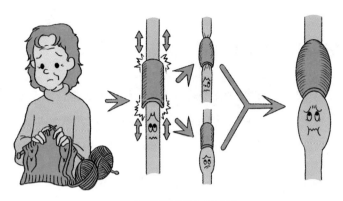

图 7 腱鞘炎发生示意图

Q3: 得了腱鞘炎一定需要手术吗

不是。早期轻度的腱鞘炎有自愈性，可以选择保守治疗。此外，注射封闭治疗也是一种治疗选择。

Q4: 保守治疗方法有哪些

手部适当制动、多休息。

注意保暖，少接触冷水，每日温水泡手，均有助于自愈。

必要时可以短期口服消炎镇痛药物，如扶他林、西乐葆等。

Q5: 什么情况需要手术呢

经过规范保守治疗 3 个月以上，症状无改善，甚至加重，或出现"弹响指"或手指经常被"卡住"而不能屈伸者需要手术治疗。

Q6: 术后多久开始功能锻炼

　　术后次日即可开始功能锻炼。功能锻炼以手指的主动屈曲为主，肌腱的主动滑动有助于避免肌腱粘连。

Q7: 术后多久可恢复正常工作、生活

　　术后 2 周切口愈合拆线后，即可恢复正常工作、生活。

Q8: 腱鞘炎术后会不会复发

　　腱鞘炎术后复发概率很低。

Q9: 我不想手术，可以选择封闭治疗吗

　　封闭治疗是治疗腱鞘炎的保守方法之一，这种方法是在患病的手指或手腕上打一针，把药物注射到鞘管内，起到消炎止痛的作用。建议患者避免多次封闭治疗，反复注射可能造成肌腱自发断裂等并发症。

Q10: 有人推荐我用"小针刀"治疗，这是什么原理

　　"小针刀"治疗时将针刀刺入患病手指或手腕内，切开肌腱鞘

管，进而达到松解肌腱的目的。

Q11: "小针刀"靠谱吗

"小针刀"操作是在非可视条件下进行的，而神经、血管等结构距离鞘管很近。尽管这种"盲切"操作简单，切口很小，但出现并发症和医源性损伤的概率较高。

Q12: "小针刀"都会有什么样的风险呢

"小针刀"治疗的常见并发症包括：鞘管松解不彻底，肌腱、血管和神经损伤等。

第十三章

多拇畸形手术简约而不简单

　　小张夫妻最近喜得贵子，本是应该开心的事情，可是俩人却高兴不起来，这到底是为什么呢？原来，孩子的左手长了两个拇指，这可真是急坏了小夫妻俩，尤其是孩子母亲，整日以泪洗面，几乎抑郁成疾。然而，在医院就诊期间，小张夫妻发现与自家宝贝存在同样情况的孩子不在少数。很多家长错误地认为多拇畸形等同于残疾，这是个错误的想法，也让很多孩子错过了第一治疗时间。经过及时规范的治疗，多拇畸形的孩子完全可以拥有一双健康的小手。

Q1: 多拇畸形在临床中很常见吗

多拇在新生儿群体中的发生率为 0.3‰～ 0.4‰，是最常见的手部先天畸形之一。

Q2: 多拇畸形的发生与哪些因素有关

大多数多拇畸形没有明确的致病因素，可能是环境因素和遗传因素共同导致的。

（1）环境因素，包括放射性辐射、特定的感染，以及激素、酒精、药物等。

（2）遗传因素，包括染色体缺陷或基因突变。单发的多拇畸形可能是单基因突变导致，遗传模式一般为常染色体显性遗传。有手部畸形家族史者，其后代患病概率会比一般人高。

（3）其他疾病，多拇畸形也可能是某些综合征在手部的临床表现。

Q3: 多拇畸形有哪些分类

根据临床表现可将多拇畸形分为以下 3 个类型：

分叉多拇：两个拇指通过骨或关节相关联，呈分叉状，称为分叉多拇。分叉多拇中，两个拇指均具备一套骨关节系统和相应的软组织，临床上多根据不同的分叉部位再进一步分型，最常用的分型为 Wassel 分型。分叉的两个拇指可以等大，也可以一大一小，较大的拇指称为主干拇指，但均小于健侧拇指。

蒂状多拇：两个拇指的骨与关节间并无关联，而是以软组织相连，称为蒂状多拇。通常情况下，蒂状多拇中一个拇指发育相对完善，另一个拇指骨关节和软组织发育较差，可以表现为小肉赘或漂浮型多拇。

特殊类型多拇：蟹钳样多拇、超数量多拇和三节指骨多拇等均属于特殊类型多拇，这类多拇数量相对较少，病理各具特征，治疗相对复杂。

Q4: 临床上哪个类型多拇最为常见

临床上最常见的多拇为分叉多拇中的 Wassel Ⅳ 型，即在掌指关节分叉的多拇畸形。

Q5: 如何明确多拇的诊断

出生后通过外观即可发现，手部 X 线检查可明确多拇的分型。

Q6: 多拇畸形患儿还需要做哪些检查

根据既往的经验，部分多拇畸形患儿可能会伴发身体其他部位畸形或合并其他器官的异常，建议到专科医院就诊进行筛查。

Q7: 多拇都需要手术治疗吗

不是的。少数畸形不明显的患儿，无须手术治疗。大多数多拇畸形均有手术指征。

Q8: 多拇畸形的最佳手术年龄是几岁

蒂状多拇中的简单类型可以在出生后 6 个月左右手术。

复杂的多拇畸形，如涉及截骨内固定、关节成形、肌腱肌肉移位等操作的多拇畸形手术，建议在 1.5 ～ 2 岁手术。

绝大多数多拇，建议在小儿进入幼儿园之前完成手术。

Q9: 为什么复杂的多拇畸形要在 1.5 ～ 2 岁进行手术治疗

相对复杂的多拇畸形手术时间较长，小儿 1.5 岁以上手术可以降低麻醉风险。同时随着小儿年龄的增加，骨骼也逐渐增大、增粗，有助于降低骨关节操作难度，提高截骨和固定的操作质量。

Q10: 为什么建议幼儿入园前完成手术

主要出于保护孩子心理正常发育的角度考虑。幼儿园是小儿接触的第一个具有社交属性的群体，入园后孩子会因发现自己和别人存在不同之处，从而产生焦虑、自卑、无助的心理，不利于孩子的身心发育。入园前完成手术可以避免这些负面心理的产生，同时也有助于减轻家长的心理压力。

Q11: 手术预后如何

多数患儿术后功能和外观可以获得满意的改善。总体的预后与畸形严重程度成正比。

Q12: 手术的方式有哪些

手术方法包括单纯多拇切除术，多拇切除重建术，Bilhaut-Cloquet术及其改良术式，顶部成形术等。

Q13: 手术一般分几次完成

简单的多拇畸形一次手术即可完成。畸形相对复杂的，可能需要两次，甚至多次手术进行矫正。

Q14: 术后发生哪些情况需要行二次手术

通常一期手术解决主要问题，但随着孩子的生长发育，术后可能出现一些继发症状需要行二次手术。最常见的问题包括拇指偏斜、关节不稳定，以及残基造成的骨性突起。其他的问题还包括手术瘢痕、截骨端不愈合、神经瘤、指甲畸形，以及拇指活动受限等。

Q15: 术后通过哪些措施可以减少上述问题的发生

术后通过以下措施，有助于减少部分不必要的二次手术。

> 瘢痕管理。
>
> 适当的术后康复训练，包括关节屈伸功能锻炼、拇外展功能和力量的康复，但低龄儿童通常难以配合。
>
> 骨关节力线矫正的患儿，术后须佩戴矫形支具预防继发畸形的发生。
>
> 遵医嘱定期门诊复查等。

Q16: 如何进行切口瘢痕管理

术中采用无创伤缝线缝合切口，减轻瘢痕。

术后伤口愈合后，切口处可使用瘢痕贴，防止瘢痕产生。

必要时佩戴支具，防止瘢痕挛缩影响手部功能。

Q17: 如何预防多拇畸形的发生

（1）优生优育，出生缺陷监测。

（2）对于有家族遗传史者，应进行遗传咨询及相关检测。

（3）适龄怀孕，孕期保持心情愉悦。

（4）减少孕期不良暴露。

第十四章

并指畸形——手术方案和时机的选择

　　除了"多拇畸形"，临床上还有一种小儿手部常见的先天畸形，即"并指畸形"。并指也是一种出生后即可发现的手部畸形，在新生儿中的发病率为 0.2‰～ 0.3‰，男孩发生率略高于女孩，手部并指多于足部并趾。并指畸形同样会被很多家长认为是先天残疾。生活告诉我们，与其悲天悯人，不如相信医学，尽早手术，让孩子重获一双健康的小手。

Q1: 如何诊断为并指

出生后手部虎口、示中指、中环指和环小指指蹼高于正常高度，表现为手指不同程度的并连，可以诊断为并指。

Q2: 一般几个手指并在一起

临床两指并指相对多见，三个或更多的手指并在一起相对少见。综合征畸形多表现为多个手指并指，如 Poland 综合征、Apert 综合征等。

Q3: 哪几个手指并在一起比较常见

并指发生率由高到低依次为：中环指并指，环小指并指，示中指并指和拇示指并指。

Q4: 先天性并指的孩子还会有其他方面的异常吗

并指畸形多是单独发生，部分并指小儿会伴发身体其他部位或器官的异常。临床上有超过 300 种综合征疾病伴发并指的表现，如 Poland 综合征（短指并指）、Apert 综合征（尖头并指畸形）、束带综合征、先天性多发关节挛缩、分裂手畸形、巨指等，都可伴发并指畸形。因此，对于有并指畸形的小儿要进行全身评估和其他器官筛查，排除其他合并畸形的可能。

Q5: 并指一般发生于单侧还是双侧

单侧、双侧的发生比例各占 50%。

Q6: 并指畸形的发生与哪些因素有关

基本上与多拇畸形的发生因素相同（参见第十三章）。

Q7: 并指畸形都有哪些分型

并指畸形的分型主要依据并指的范围、程度和累及结构，可有以下几种分型。

（1）不完全并指：皮肤相连未及手指全长。

（2）完全并指：并指的范围累及手指全长。

（3）皮肤性并指：仅为皮肤相连。

（4）骨性并指：手指之间存在指骨融合。

（5）复杂并指：表现为并指多指或合并其他手指畸形等更为复杂的情况。

Q8: 并指一定要进行手术治疗吗

绝大多数并指要手术治疗。对于少数畸形程度较轻、简单的皮肤不完全并指，无须手术。

Q9: 为什么绝大部分并指建议手术治疗

并指畸形影响小儿手部的外观和功能，尤其是手指不能充分外展影响手部的抓握功能。此外，对于相邻手指长度差异较大的并指，如拇示指和环小指，并指还会影响手指的生长发育。

Q10: 何时进行分指手术比较好

分指手术的时机主要取决于并指所累及的部位和结构。

相邻手指长度差异大的并指，如拇示指指和环小指并指，建议1岁左右进行分指手术。否则容易影响较长手指（示指和环指）的发育，并造成手指的旋转和屈曲畸形。

相邻手指长度相近的示中指并指和中环指并指，可以1.5～2岁手术。

复杂及复合型并指，建议1.5～2岁手术。因为2岁手术时，手部体积显著增加，手术操作的难度有所降低，有助于取得更好的疗效。

Q11: 分指手术一般需要几次完成

累及两个手指的并指多数一次分指手术即可完成。

两个以上手指并指，若为不完全皮肤并指，有可能一次手术完成分指；若为完全并指或复杂并指，应当分期进行分指手术，避免出现手指血运障碍。

Q12: 分指手术需要取皮植皮吗

对于不完全并指的病例，如果指间相连皮肤松弛，可以通过设计多个局部皮瓣将手背皮肤推进的方式，直接重建指蹼并覆盖手指侧方的创面，无须植皮。

对于完全并指或复杂并指的患者，指间连接皮肤较紧。并指分开后，手指的体表面积增加22%，因此创面直接闭合困难，需要进行全厚皮片植皮修复。

Q13: 如果需要取皮一般取哪个部位的皮肤

常用的供皮区域包括腹股沟、肘前区，以及内踝远端等。

Q14: 手术是全麻吗，对小儿生长发育或智力有影响吗

小儿手术均在全麻下进行。全麻是很安全的麻醉方式。

Q15: 分指术预后如何

绝大多数患儿术后手部外观和功能改善满意，但预后与畸形的严重程度相关。

Q16: 术后会出现哪些问题

分指术后可能出现以下问题。

> 切口瘢痕挛缩造成手指偏斜及屈曲畸形。
>
> 并指不同程度复发。
>
> 皮肤移植相关问题，包括植皮坏死、色素沉着、毛发异常生长等。
>
> 关节僵硬，活动受限。

出现上述问题，如果显著影响手部外观和功能，需要二次手术。

Q17: 有什么办法可以避免或减轻上述问题

除了手术外，术后相关的辅助治疗也有助于改善预后。

（1）切口瘢痕管理。

（2）手指活动度的功能锻炼。

（3）术后须佩戴矫形支具来预防继发畸形的发生。

（4）遵医嘱定期复查和进行术后康复训练。

Q18: 术后日常生活中护理小儿需要注意什么

遵医嘱进行康复训练，鼓励小儿多使用患肢。

第十五章

手指末节变形，可能是骨关节炎所致

　　郭大妈今年 70 岁，平日身体非常好，也非常注意保养。近几年早上起来总觉得手指有点发僵，活动活动会好一些。这两个月右手第二、三个手指末端的关节明显增粗，并且有点歪了。既不好看，用着还挺疼，尤其在干家务的时候，稍稍多活动点儿，或洗碗、洗衣服时，疼痛就非常明显。这下郭大妈着急了，干不了家务，带不了孙子怎么办？到医院拍片检查，医生告知为远侧指间关节骨关节炎，建议减少活动，注意保暖，还开了一些对症的药物，并告诉郭大妈，如果药物不能控制病情，可以手术进行关节融合。郭大妈想对骨关节炎做进一步的了解，下面我们就手指的骨关节炎给大家进行详细的讲解。

Q1: 手指上一共有几个关节

手指上共有三个关节，从指尖到指根依次为远侧指间关节、近侧指间关节和掌指关节。远侧指间关节距离甲根部1厘米左右，也是骨关节炎在手部最常见的发生部位。

Q2: 什么是骨关节炎

骨关节炎是一种关节的退行性病变，多与年龄因素有关。老年人多见，好发于负重关节及活动较多的关节。临床表现为缓慢发展的关节疼痛、肿胀、活动受限和关节畸形等。

Q3: 手部常见的骨关节炎部位有哪些

手部骨关节炎最常见的三个发病部位依次为：远侧指间关节、第一腕掌关节和掌指关节。远侧指间关节在五个手指均有发病，掌指关节骨关节炎主要多见于示指和中指。

Q4: 远侧指间关节得了骨关节炎有哪些常见表现

远侧指间关节骨关节炎主要表现为远侧指间关节肿痛，随着病情的进展，关节部位粗大，明显的骨性突起；可能会伴发关节周围的黏液囊肿；最终导致手指活动受限，偏斜畸形等表现。

Q5: 远侧指间关节骨关节炎的 X 线片有哪些特征

典型的 X 线表现包括远侧指间关节间隙狭窄、软骨下骨硬化和囊性变，以及骨赘（骨刺）形成等。

Q6: 如果出现了骨关节炎，早期如何治疗

如果出现了骨关节炎，也不用过度担心。如果注意关节保养，避免加重骨关节炎进展的各项因素，并配合适当的药物和理疗，骨关节炎的进展也能够获得很好的控制。对于骨关节炎急性期，建议患肢支具制动，配合口服非甾体类抗炎药物、消肿药物，另外一些中医的外用洗药也能起到很好的辅助作用。

Q7: 什么情况下需要手术干预

远侧指间关节骨关节炎的手术指征包括：严重的关节肿痛，显著影响日常生活和工作；关节畸形，外观和活动度差；出现相关合并症，如黏液囊肿、肌腱断裂等。

Q8: 主要的手术方式有哪些

对于远侧指间关节来说，改善手指畸形和消除疼痛最有效的方式是远侧指间关节融合。

Q9: 远侧指间关节融合时，一般关节会固定在哪个位置

远侧指间关节融合一般固定在伸直位或轻度屈曲位，在这个位置手指的外观和功能最好。

Q10: 一般会采用哪种固定方式，固定物需要取出吗

远侧指间关节融合通常采用无头加压螺钉或克氏针配合环形钢丝。骨端愈合后，仅克氏针需要在门诊取出，其他内固定物均无须取出。

Q11: 远侧指间关节融合术后有哪些注意事项

关节融合后需要外固定 3 ~ 6 周，克氏针一般 6 ~ 8 周拔除，此后开始免持重功能锻炼。X 线显示融合端完全愈合后，开始正常使用，一般在术后 3 个月左右。

Q12: 我们在日常如何保护手部的关节，减缓骨关节退变的进展

需要减少手部各关节的过度使用，出现疼痛时避免使用，并适当制动。注意手部保暖（如戴手套，不接触冷水等），此外，应用一些关节保护的保健品对减缓手部骨关节退变也有一定的帮助。

第十六章

第一腕掌关节骨关节炎一定要手术治疗吗

　　张大妈，56岁，近一年发现右手大拇指掌侧根部疼痛，且疼痛越发明显，就连平日吃饭拿筷子、开个瓶盖都会觉得使不上劲。按理说一根手指的疼痛，算不上什么大事，但是最近几个月张大妈疼得越来越重，就连上完卫生间提裤子都受限制。既苦恼又无奈的张大妈不得不去医院就医，拍了一张 X 光片，医生诊断为"第一腕掌关节骨关节炎"，建议手术治疗。张大妈一听要手术，没了主意，想不手术但又怕病情更加严重，心中犹豫不决。我们下面就讲讲这个"第一腕掌关节骨关节炎"到底该不该手术治疗。

Q1:　什么是第一腕掌关节骨关节炎

第一腕掌关节骨关节炎是发生在拇指根部（第一腕掌关节部位）的骨关节退行性病变，表现为局部的肿胀疼痛，影响正常使用。多发生于 50 岁以上人群，女性发病率高于男性。

Q2:　为什么会得第一腕掌关节骨关节炎

其发病原理是骨关节退变后，关节软骨磨损，导致关节间隙变小。当拇指活动时，上关节面（第一掌骨基底）与下关节面（大多角骨远端）产生摩擦，进而出现疼痛、活动受限和拇指畸形等一系列临床症状。

Q3:　什么叫关节退行性病变

关节的退行性病变主要是指关节及周围结构由年龄增长、肥胖、劳损、创伤、关节先天性异常、关节畸形等诸多因素引起的以关节软骨退化损伤、关节边缘和软骨下骨反应性增生为特征的病变。其中年龄增长是最为常见的因素。

Q4:　所有关节都可以发生骨关节炎吗

是的。骨关节炎可以发生于身体任何一个关节，手部的骨关节炎最常见于远侧指间关节和腕掌关节，拇指的腕掌关节骨关节炎非常常见，也就是我们今天所讲的第一腕掌关节骨关节炎。

Q5: 为什么拇指是手部骨关节炎的高发部位

这是由第一腕掌关节（拇指根部的关节）的解剖特征决定的。第一腕掌关节与其他腕掌关节结构不同，为"鞍状"关节，其上下关节面呈"U"形，活动范围远远大于其他手指。由于第一腕掌关节特殊的结构，使拇指可以与其他手指分开，单独发挥功能，拇指不但可以完成基本的屈伸动作，还可以与其他手指协同完成抓握、对捏等复杂动作。拇指完成对捏这个动作时，如果指端捏力为1千克，这个力传导至第一腕掌关节时，往往是指端捏力的10倍以上，关节每天承受如此"繁重负荷"，很容易发生骨关节炎。

Q6: 第一腕掌关节骨关节炎有什么样的症状

第一腕掌关节处疼痛、肿胀，拇指活动明显受限。拇指活动时疼痛加剧，尤其是在捏握物体时。日常生活中一些简单的动作都可以引起第一腕掌关节的疼痛，如拿筷子、拧毛巾、开瓶盖、提裤子等。伴随着病情的进展，第一腕掌关节发生半脱位，拇指会出现进一步内收，虎口不能张开。为了代偿拇指功能，会出现拇指掌指关节过伸畸形。

Q7: 如何确诊第一腕掌关节骨关节炎

医生查体结合X线检查，即可确诊。

Q8: 第一腕掌关节骨关节炎临床上有哪些特征性的改变

体征：拇指内收，掌指关节过伸畸形；第一腕掌关节处肿胀压痛明显；第一腕掌关节研磨实验阳性。

X线表现：早期可无明显变化，随着病情的进展，出现典型的骨关节炎表现，关节间隙不对称性狭窄，软骨下骨硬化、囊性变、骨赘形成、骨端相对增大，以及第一腕掌关节的桡背侧半脱位。

Q9: 第一腕掌关节骨关节炎一定要手术治疗吗

不是的！临床症状较轻，患者自认为对生活影响不大的，可以先保守治疗。

Q10: 保守治疗都有哪些方法

> 减少手部使用，避免一切可以诱发第一腕掌关节疼痛的动作。
>
> 局部理疗，有助于缓解疼痛。
>
> 佩戴支具，维持腕掌关节稳定性，有助于减轻症状和缓解病情进展。
>
> 疼痛部位可涂扶他林软膏等，并可以口服非甾体类的消炎止痛药物，如布洛芬、西乐葆、洛索洛芬等。

Q11: 什么情况须考虑手术治疗

以下这些情况须考虑手术治疗。

经过 3 个月保守治疗效果不明显或症状持续加重。

局部疼痛明显，拇指功能严重受限，关节畸形。

显著影响生活和工作质量。

Q12: 手术有哪些方法

常用手术方案有 2 种。

术式 1：大多角骨切除肌腱填塞关节成形术。将第一腕掌关节下关节面即大多角骨全部切除，切除后为保证关节不塌陷，进行肌腱移位重建腕掌关节韧带，并在原大多角骨位置上用肌腱进行填塞，以保持关节结构稳定。

术式 2：腕掌关节融合术。切除腕掌关节破损的关节面，利用内固定物如接骨板或克氏针等进行腕掌关节融合。

Q13: 两种术式有什么区别

大多角骨切除肌腱填塞关节成形术：该术式优点为尽可能多地保留了腕掌关节的活动度，满足日常生活使用，但不适合进行重体力劳动。

腕掌关节融合术：该术式的优点为拇指的力量损失较小，能够满足重体力劳动，但损失部分拇指活动度。

Q14: 填塞的肌腱是自体的还是异体的

自体和异体肌腱均可，在手术效果上无差异。主要区别在于手术创伤的大小和手术费用的高低。

Q15: 移位肌腱一般切取身体哪个部位的肌腱

进行韧带重建时，多数切取部分桡侧腕屈肌腱。

Q16: 取肌腱对手部其他功能是否有影响

影响很小，不会影响手部主要功能。

Q17: 可以进行微创手术吗

可以行关节镜辅助下微创手术。

Q18: 微创手术怎么做

术式：关节镜下大多角骨部分切除。

手术方法：切除大多角骨远端1/4～1/2的厚度，术后临时克氏针固定，一般术后1个月拔针。关节镜手术要求较高，但皮肤切口小，创伤相对较小。

Q19: 哪种情况适合微创手术

微创手术主要适用于早期病变，如果关节炎程度严重，不适合微创手术。例如，关节间隙过窄不能牵开，或骨关节炎四期累及舟骨－大多角骨－小多角骨关节（STT 关节）等情况下均不适合关节镜手术。

Q20: 术后多久开始功能锻炼

一般术后 4 ～ 6 周开始免持重的功能锻炼。

Q21: 术后多久可以恢复正常工作、生活

术后 3 个月，可基本正常使用，恢复日常的工作、生活。

第十七章

手部和腕部的类风湿如何治疗

　　张女士长期患有类风湿，通过内科的药物控制，症状基本稳定。但手部关节的症状依然存在，从最初持续的肿痛，到后来逐渐出现活动受限、双手无力、握力减退、手部掌指关节无法伸直、拇指偏斜等情况。现在，40岁出头的张女士即使用筷子吃饭、洗脸穿衣这样简单的动作都无法顺利完成，工作就更是奢望了。双手严重的畸形，不仅给她的生活造成了很大的困扰，也使她承受着巨大的心理压力。内科医生告诉她，手外科可以通过手术纠正手部畸形，改善外观和功能。为此，张女士特意到手外科就诊。下面，我们就类风湿关节炎在手部和腕部的常见问题向大家做一个详细的介绍。

Q1: 什么是类风湿关节炎

类风湿关节炎是众多关节炎类型中的一种，是一种累及滑膜组织的全身性疾病。该病"偏爱"育龄期女性。医生虽然还不完全清楚其病因，但当免疫系统"攻击"关节时即可发病。通俗地说，增生的滑膜将软骨、软骨下骨等一点点"吃掉"，同时还损害关节周围的韧带、肌肉，最终损伤关节的正常结构，造成畸形和功能障碍。

Q2: 类风湿关节炎的症状是什么

尽管类风湿关节炎可能始于手指和足趾，但也可累及任何关节，关节会肿胀、疼痛，僵硬，早晨起床会更明显。若病情没有及时得到控制的，会逐渐出现关节变形，造成关节永久性破坏，甚至生活不能自理。严重者内脏系统会受到影响，引起心脏、肺或眼等身体其他部位的问题。

Q3: 该病如何治疗，可以完全治愈吗

现有许多药物可治疗类风湿关节炎，选择何种药物取决于患者的以下情况：(1) 症状严重程度；(2) 受累关节数量；(3) 疾病逐渐变化情况；(4) 对药物的耐受性；(5) X 线检查结果；(6) 血液检测的结果。

治疗选择一般包括：非甾体消炎药、类固醇药物、改变病情的

抗风湿药。

类风湿关节炎是慢性病，会伴随终身，目前无法根治。但及时的规范治疗，可以缓解病情，做到和疾病和谐相处，生活工作两不误。

Q4: 类风湿关节炎在手部和腕部的表现有哪些

手部类风湿关节炎早期表现为双侧对称的多发指间或掌指关节肿痛。随病情进展逐渐出现典型的手部畸形，即掌指关节掌侧脱位，手指尺侧偏斜和鹅颈畸形。病程早期，影像学表现为骨质密度降低，关节软骨破坏后进而出现关节间隙狭窄。晚期骨质出现广泛破坏，骨密度下降，关节尤其是掌指关节出现掌侧脱位。

腕部类风湿关节炎最早累及尺骨茎突、尺骨头及舟骨，最终表现为腕骨严重破坏及远侧桡尺关节完全性分离，腕关节掌侧脱位等。

Q5: 类风湿常累及手部和腕部的哪些肌腱

类风湿累及手部和腕部的肌腱，表现为局部的肿胀和疼痛。其中最常侵袭的三个鞘管为：腕关节背侧、腕关节掌侧及手指掌侧。腱鞘滑膜炎可以引起疼痛、肌腱功能受损，甚至导致肌腱断裂。

Q6: 肌腱周围滑膜炎手术的适应证有哪些

手术适应证包括：经 6 个月规范内科治疗无效的肌腱周围滑膜

炎以及肌腱断裂。滑膜切除术通常是类风湿关节炎患者的主要手术方式。预防性滑膜切除术中，50% ~ 70% 的滑膜炎患者可以观察到肌腱被增生的滑膜组织侵蚀。

Q7: 肌腱断裂常用的修复方式是什么

类风湿关节炎的肌腱断裂常用的修复方式为肌腱移位术，即利用功能协同的其他肌腱，移位后对断裂肌腱进行修复。

Q8: 什么是尺骨头综合征

类风湿性腕关节炎的最典型表现为尺骨头综合征。其是三角纤维软骨复合体被破坏后的结果，可以导致尺骨远端向背侧突出，腕骨旋后及尺侧腕伸肌腱掌侧脱位等问题。尺骨头综合征可以引起明显的功能障碍，患者多主诉力弱及疼痛，前臂旋转时加重。腕关节检查可见尺骨远端突出，远侧尺桡关节不稳定，腕关节屈伸活动受限及腕骨旋后。尺侧腕伸肌腱向掌侧半脱位，腕关节桡偏，进一步进展将出现尺侧腕伸肌腱磨损断裂。

Q9: 类风湿关节炎的常规手术方式有哪些

类风湿关节炎的手术根据不同部位和不同阶段，手术方式包括滑膜切除、关节融合和关节置换等。

Q10: 类风湿患者骨关节重建手术前需要做哪些准备

重建手术之前应行预防性手术，如滑膜切除术、腱鞘切除术，甚至可以预防性进行正中神经减压术。关节重建手术从效果肯定，并且能够降低疾病分期的手术开始，例如拇指掌指关节融合术、手指远侧指间关节融合、腕关节融合手术等，然后再行尺骨远端切除术、掌指关节置换等。

Q11: 掌指关节和近侧指间关节置换，常用的人工关节能够使用多久

目前手部掌指关节和近侧指间关节置换应用的关节主要为弹性硅胶假体，假体的使用年限与使用强度有关，常规应为 10 年左右。假体失效后，可以进行手术翻修，置入新的假体。

Q12: 类风湿关节炎术后有哪些注意事项

无论是哪种类型的关节重建手术，术后均应当进行制动、佩戴牵引支具进行功能锻炼。

Q13: 类风湿关节炎患者手术之后还要不要用药

患者接受手术，虽然减轻了疾病负担，改善了双手的功能及外观，但类风湿关节炎仍然存在，所以手术之后患者仍然需要内科

治疗、不能停药。

Q14: 患者自己可通过哪些措施来缓解症状

保持积极的活动非常重要。患者可能会因疼痛而想要避免活动，但这会导致肌肉萎缩、关节僵硬。另外，患者还需要选择健康饮食，类风湿关节炎患者可能会发生心脏疾病，因此须避免高脂食品，同时应该多吃水果和蔬菜。

第十八章

运动人群腕部疼痛
——警惕 TFCC 损伤

　　健身达人小李是健身房的常客，前段时间有一次运动时扭伤了手腕，小李也没当回事，缠上护腕继续锻炼。可是最近小李发现每次做这些常规动作时都有点力不从心，手腕部有明显的疼痛感，在日常生活中就连拧毛巾时腕关节也会疼痛。小李不甘心被小小的腕部疼痛阻挡了自己的健身之路，决定求医。经过医生一番仔细查体和相关影像学检查，小李被确诊为"TFCC 损伤"，做事喜欢刨根问底的小李不死心，一定要弄明白这个"TFCC 损伤"是怎么回事。

Q1: 什么是 TFCC 损伤

　　TFCC 是三角纤维软骨复合体的简称，该结构位于腕关节尺侧，由三角纤维软骨和多条韧带等软组织结构共同组成。具体结构包括三角纤维软骨、关节盘同系物、掌侧和背侧桡尺韧带、尺侧副韧带、尺月韧带、尺三角韧带、尺侧腕伸肌腱鞘（见图8）。

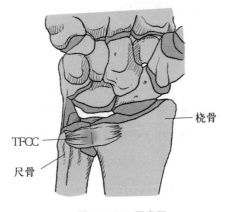

图 8　TFCC 示意图

Q2: 什么情况会引起 TFCC 损伤

　　根据损伤机制，可将 TFCC 损伤分为Ⅰ型（创伤性）和Ⅱ型（退行性）两大类。

　　Ⅰ型多由腕关节暴力损伤，如摔倒时伸手撑地等原因造成。

　　Ⅱ型多为因尺骨头长期撞击，三角纤维软骨盘磨损逐渐加重导致撕裂，月骨和尺骨远端的软骨出现退变。

Q3: TFCC 损伤会有哪些症状

主要症状是腕尺侧痛，并伴有腕部无力、酸胀、疼痛、活动受限，在腕尺偏和前臂旋转时加重。

患者常主诉做旋转手腕动作时出现腕尺侧的疼痛，从而难以完成拧毛巾，以及旋转门把手等动作，很多患者还会在用力撑床或撑椅子扶手起身时诱发腕尺侧疼痛。

Q4: 如何确诊 TFCC 损伤

依靠病史、查体、影像学检查可以基本明确诊断。对于不典型或复杂的 TFCC 损伤，有时需要进行关节镜检查以明确诊断。

Q5: TFCC 损伤的检查手段都包括哪些项目

主要检查：X 线、CT、关节造影、磁共振成像（MRI），以及关节镜。MRI 是诊断 TFCC 损伤的主要手段。腕关节镜是诊断 TFCC 的金标准，但腕关节镜为有创检查，且价格相对较高，所以并不作为主要检查手段。

Q6: TFCC 损伤有哪些保守治疗方法

保守治疗方法包括：长臂石膏或支具固定患肢；避免诱发腕部

疼痛的动作；对症治疗，如口服非甾体类药物缓解疼痛等。

Q7: 哪些情况须手术治疗

经规范的保守治疗，症状无缓解及远侧桡尺关节不稳定者须手术治疗。

Q8: 手术选择开放手术还是微创手术

随着关节镜技术的不断普及，大多数 TFCC 损伤相关的手术可以在关节镜下微创操作。

Q9: 常用的手术方式有哪些，术后可以恢复到什么程度

常用的手术方式包括滑膜切除、腕三角纤维软骨（TFC）清创、TFC 缝合修复，以及 TFC 深部止点重建等。

手术的目的主要是修复或重建损伤的 TFCC 结构，手术后需要配合功能锻炼来逐步恢复腕关节功能。经过规范的手术和康复治疗，多数患者能够取得良好的疗效。

Q10: 术后需要石膏或支具固定吗

术后需要控制前臂旋转，因此常规会用石膏或支具固定前臂于旋后位，固定时间 6～8 周。铰链式支具或前臂 U 型石膏或支具固

定优选，可以控制前臂在旋后位，同时便于进行肘关节屈伸活动。

Q11: TFCC 损伤术后需要做哪些康复

如果只进行了关节镜下 TFCC 清创手术，术后一般不需要进行严格制动。

如果进行了 TFCC 的修复或重建手术，术后需佩戴长臂支具或石膏制动 6 ～ 8 周。

制动结束后，循序渐进地开始进行被动和主动关节活动训练，10 ～ 12 周后逐渐恢复日常活动，一般 6 个月后逐渐恢复体育活动。

Q12: 术后还会复发吗

复发的概率较小。平日需要注意保护腕关节，避免过度使用和意外损伤。

Q13: 手术会有哪些并发症

腕关节镜手术并发症较少。除了手术常规的并发症，如感染、血肿外，关节镜下修复 TFCC 损伤还可能出现的并发症包括：腕背感觉神经损伤，伸肌腱损伤，术后腕关节活动受限等。

第十九章

什么是尺腕撞击综合征

　　杨先生今年 46 岁，是一名酒店的大厨。近一年左腕部疼痛不适，尤其是颠勺时疼痛明显加剧。日常生活中提重物或做前臂旋转时，也会诱发腕关节疼痛。杨先生来到医院就诊，进行了腕部 X 线和磁共振检查，医生告知是尺腕撞击综合征，并建议手术治疗。杨先生有些犹豫，不做吧，对日常生活和工作影响太大，做吧，听说还要截骨上钢板，术后还需要休养 3 个月，到底做还是不做呢？下面我们就给杨先生讲讲"尺腕撞击综合征"的相关问题。

Q1: 什么是尺腕撞击综合征

尺腕撞击综合征是指尺骨远端撞击三角纤维软骨盘和近排腕骨而造成的一种退行性疾患。多数发生于尺骨正向变异的患者（即尺骨远端高于桡骨远端），由于尺骨相对较长，因而导致经过尺腕关节的应力增加，造成腕三角纤维软骨（TFC）磨损穿孔，以及月骨和三角骨的退行性改变等病理变化（见图9）。

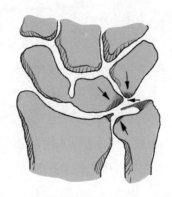

图9　尺腕撞击综合征骨损伤示意图

Q2: 什么原因会导致尺腕撞击综合征

尺腕撞击综合征形成的根本原因是尺骨正向变异，导致其发生这种改变的主要原因有以下三种：

（1）先天性尺骨正向变异。

（2）疾病或外伤所致的继发性尺骨正向变异，如桡骨远端骨折畸形愈合等。

（3）腕关节特殊动作的过度使用，如日常中频繁腕尺偏活动（长期使用键盘、鼠标、特殊手作业工作者等），有可能发生尺腕撞击综合征。

Q3: 尺骨正向变异都会发生尺腕撞击综合征吗

尺骨正向变异发生概率并不低，但只有少数人进展为尺腕撞击综合征。这与尺骨正向变异的程度、患者年龄、腕部的使用特点和强度，以及腕部外伤等多个因素有关。

Q4: 尺腕撞击综合征会有哪些常见的临床表现

患者会主诉腕关节尺侧（小手指侧）疼痛，尤其在前臂旋转或腕关节尺偏时疼痛会加剧。查体可以表现为腕尺侧，尤其是尺侧鼻烟窝和尺骨头远端背侧压痛明显，前臂旋转活动受限。

Q5: 如何确诊尺腕撞击综合征

尺腕撞击综合征诊断主要依靠临床查体和影像学表现。

患者腕尺侧疼痛，查体腕尺侧压痛，腕关节尺偏挤压试验阳性。

影像学检查：X线可见尺骨正向变异（尺骨头平面高于桡骨远端掌侧缘），月骨尺侧近端可见囊性变和软骨下骨硬化；CT显示月骨尺侧近端和尺骨头的硬化灶和囊性改变；MRI显示TFC中央部损伤或穿孔，月骨尺侧近端和尺骨头局部的信号异常；关节镜是诊断尺腕撞击综合征的金标准，镜下检查能够发现 TFC 中央型损伤或穿孔，尺骨头和月骨的软骨损伤等表现。

Q6: 确诊尺腕撞击综合征后可以保守治疗吗

对于症状不明显的早期患者可以保守治疗，主要方法是患侧腕关节休息制动、支具固定、口服非甾体类止痛药。

Q7: 什么情况需要手术治疗

手术治疗适用于症状明显且保守治疗无效的患者。

Q8: 如果不手术或延期手术会是什么结果

对于临床已明确诊断为尺腕撞击综合征的患者，若正规保守治疗无效，建议手术治疗，以改善腕关节症状。如不手术或延期手术，尺腕撞击会持续进展，进而形成关节炎，最后只能进行补救性手术，对腕关节功能影响更大。

Q9: 常用的手术方法有哪些

常用的手术方法包括关节外手术和关节内手术。

关节外最常用的手术方式为关节镜下三角纤维软骨盘清创和尺骨短缩截骨术。

关节内最常用的手术方式为关节镜下 TFC 清创和尺骨远端部分切除术（Wafer）。

Q10: 手术必须在关节镜下做吗

使用关节镜的主要目的是明确诊断与 TFC 和关节软骨的清创。如果术前诊断明确，仅行尺骨短缩截骨内固定也能取得肯定的效果。

Q11: 尺骨短缩截骨是不是还需要接骨板固定

是的，短缩截骨后，需要接骨板和螺钉固定截骨端。

Q12: 接骨板固定多久，需不需要取出

内固定物通常在术后 1 年至 1 年半取出。

Q13: 术后是否需要石膏固定

如果应用专用的截骨装置截骨和内固定，无须术后石膏固定；如果无专用装置，术后可能需要辅以石膏或支具固定。

Q14: 术后多久可以恢复正常工作、生活

术后即可免持重使用患肢；术后 3 个月待截骨端愈合后，可恢

复正常工作、生活。

Q15: 术后会不会有复发的可能

手术短缩了尺骨，解决了致病的始动因素，复发的可能性非常小。

第二十章

得了月骨缺血坏死怎么办

　　小王是个勤劳的果农，这两年搞起了直播带货，收入也逐年增高。但最近这两个月，小王总觉得腕部酸痛不适，并且经常肿胀，不敢活动，非常耽误干活。于是小王赶到县里的医院就诊，拍片后医生告知腕骨中的月骨有信号异常，建议到省里的医院做进一步检查。在省医院通过腕关节 X 线和磁共振检查，诊断为月骨缺血坏死。小王一听说骨头坏死了，吓得够呛。那么，月骨缺血坏死到底是怎么回事，该如何治疗呢？

Q1：什么是月骨缺血坏死

月骨是 8 块腕骨中的一块。月骨缺血坏死也称为 Kienbock 病，是由于月骨细微骨折或血供障碍，造成月骨塌陷碎裂，并最终进展为腕关节炎的疾患。月骨缺血坏死的自然进程为进行性月骨硬化、骨折、碎裂、塌陷和腕关节炎。

Q2：月骨缺血坏死的原因是什么

月骨缺血坏死的病因目前并无定论，但与以下因素相关，包括尺骨负向变异（尺骨头平面低于桡骨远端掌侧缘）、桡骨远端关节面的形状和倾斜角度、月骨的血供类型和形状等。

Q3：月骨缺血坏死主要发生在哪些人群

月骨缺血坏死多见于青年和中年人群，男性多于女性。

Q4：月骨缺血坏死的主要表现是什么

主要表现为腕关节疼痛、肿胀和活动受限。查体可见腕背中央部位压痛。

Q5: 通过哪些检查可以明确月骨缺血坏死的诊断

影像学中，X线可见月骨硬化或碎裂塌陷，并可能合并舟骨屈曲或骨关节炎表现；CT表现为月骨骨折、硬化、塌陷，以及骨关节炎等；MRI显示月骨整体的信号异常，形态学改变和关节炎等。

Q6: 月骨缺血坏死的治疗依据是什么

目前，月骨缺血坏死的治疗依据主要是影像学分期。临床上较为常用的是Lichtman影像学分期，共分为四期。

Q7: 针对月骨缺血坏死都有哪些治疗方案

月骨缺血坏死的治疗可以分为保守治疗和手术治疗。保守治疗主要应用于早期病例（Ⅰ期和Ⅱ期），其他更为严重期的患者需要手术干预。

Q8: 坏死的月骨一定要摘除吗

早期的病例可以保留月骨，通过腕关节固定和月骨相关的减压手术改善月骨局部应力环境，促进月骨血运恢复。例如桡骨短缩、头状骨短缩，以及月骨再血管化等。

Q9: 什么情况需要摘除月骨

当坏死的月骨已经明确崩解塌陷，或出现腕关节炎时，需要摘除月骨。月骨摘除后，为了维持腕关节的高度和相对的稳定性，同时还需要行肌腱团填塞术或腕关节局限性融合术。

Q10: 月骨切除肌腱团填塞的适应证有哪些，预后如何

适用于老年患者或对腕关节力量要求不高的 3B 期患者。从临床随访结果来看，术后短期和中期患者腕关节疼痛症状改善，并能保留一定的腕关节活动度。

Q11: 月骨切除腕关节局限性融合术有哪些优缺点，融合后腕关节活动度会有明显下降吗

腕关节局限性融合术能够维持桡舟关节的正常解剖关系，因此是一个合理的手术方案；但该术式需要取髂骨植骨，创伤略大，术后腕关节活动度会下降 50% 左右。

Q12: 腕关节局限性融合术后有哪些注意事项

术后拇人字石膏固定 4～6 周。术后 2 天开始主动的手指屈伸功能锻炼，石膏拆除后开始腕关节免持重功能锻炼。术后 3 个月，融合骨端愈合后，开始正常使用。

第二十一章

腕舟骨骨折如何治疗

　　小孙是个足球迷，参加了一个业余俱乐部，每周末都要和朋友们踢场比赛。小孙速度快，动作灵活，平日踢前锋。一次在争顶头球时，落地没站稳，跌倒后手撑地面。当时觉得手腕有点疼，以为是扭到了，没当回事儿，继续踢完了比赛。但过了两天，手腕的疼痛不但没有缓解，甚至还有些加重。去医院拍片，医生怀疑腕舟骨骨折，最终通过 CT 检查确诊。好在骨折端没有明显移位，医生建议石膏固定 2～3 个月，定期复诊。想到前臂和手腕要固定这么久，不能参加比赛，小孙很郁闷。

Q1: 舟骨在哪个部位

腕关节一共有两排腕骨，分别称为近排腕骨和远排腕骨。舟骨位于近排腕骨最桡侧（拇指根部），是远、近排腕骨的枢纽和桥梁，其形态学、运动学和生物力学地位特殊。舟骨骨折是腕部最常见的骨折，约占所有腕部骨折的 50% ～ 60%。

Q2: 舟骨骨折受伤最常见的原因是什么

舟骨骨折大多数情况下是跌倒时手部撑地致伤（见图10）。不同的致伤因素，可以导致不同类型和特征的舟骨骨折。

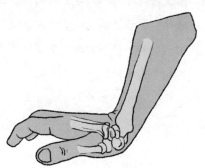

图 10　跌倒时手部撑地易致舟骨骨折

Q3: 舟骨骨折按照部位如何分类

按照骨折的部位，舟骨骨折可以分为舟骨远极骨折、舟骨腰部骨折、舟骨近极骨折。

Q4: 哪些舟骨骨折是稳定骨折，哪些是不稳定骨折

稳定骨折：舟骨结节骨折和没有移位的舟骨腰部骨折。

不稳定骨折：任何形式骨折移位≥1毫米；舟月角 >60°或头月角 >15°；侧位舟骨曲度 (ISA)>35°；骨缺损或粉碎性骨折；嵌入体背侧不稳定（DISI）；近极骨折；经舟骨月骨周围脱位。

Q5: 如何确诊舟骨骨折

由于腕关节共有 8 块腕骨，拍片时腕骨相互重叠遮挡，此外舟骨的形态不规则，因此舟骨骨折的漏诊率较高。我们需要结合患者外伤史、鼻烟窝压痛和腕关节活动受限等临床表现，以及腕关节正位、侧位、舟骨位 X 线片检查进行诊断；如果还不能明确诊断，可以进行腕关节 CT 检查以明确诊断。

Q6: 舟骨骨折的治疗方法有哪些

治疗方法包括保守治疗和手术治疗。

Q7: 哪一类舟骨骨折适合保守治疗

保守治疗适用于稳定舟骨骨折，即舟骨结节骨折和没有移位的舟骨腰部骨折，采用的固定工具包括拇人字石膏或支具等，一般需

要固定 8 ～ 12 周。其他类型不稳定骨折则需要手术治疗。

Q8: 舟骨近极骨折为何容易出现坏死和骨折不愈合

这与舟骨的血供来源有关。舟骨的营养血管分别从舟骨腰部的背侧脊和舟骨结节部的滋养孔进入舟骨。舟骨近端 70% 血供来自舟骨腰部背侧脊的滋养血管，舟骨远端 30% 血供来自掌侧舟骨结节部的滋养血管。因此当舟骨腰部或近 1/3 骨折时，可能会伤及舟骨腰部的滋养血管，导致舟骨近极的缺血坏死和骨折不愈合。

Q9: 新鲜舟骨骨折最常用的手术方式

新鲜舟骨骨折最常用的手术方式有闭合复位、克氏针或无头加压螺钉固定。术后仍需要石膏或支具进行固定。

Q10: 舟骨的内固定物需要取出吗

骨折愈合后，克氏针需要取出；无头加压螺钉位于舟骨内，骨折愈合后无须取出。

Q11: 舟骨骨折保守治疗或手术治疗后多久进行复查

通常情况下，每两周需要复查 X 线片，观察骨折端位置和愈合情况。

Q12: 近年来，舟骨骨折的手术方式有何新的进展

关节镜技术应用于舟骨骨折的复位，提高了骨折复位的准确度。手术机器人术中规划无头加压螺钉的位置和长度，显著提高了螺钉的固定精度和强度。

Q13: 舟骨骨折术后多久可以开始功能锻炼

舟骨骨折术后，在拇人字石膏或支具内可以进手指的屈伸活动。术后 4 ～ 6 周，开始免持重的腕关节屈伸功能锻炼。

Q14: 舟骨骨折治疗后多久手部能够正常使用

无论是保守治疗还是手术治疗，骨折正常的愈合时间都是 3 个月左右。通过查体、X 线，以及 CT 检查明确骨折完全愈合后，可以开始手部的正常使用。

Q15: 舟骨骨折治疗后常见的并发症有哪些

舟骨骨折治疗后可能出现的并发症包括骨折延迟愈合和不愈合。当发生骨折延迟愈合时，可以通过延长外固定时间和冲击波治疗，增加骨折愈合的概率。若出现骨折不愈合，可能进一步需要植骨内固定手术。

Q16: 舟骨骨折后，近极发生坏死怎么办

如果舟骨近极明确坏死，并且出现腕关节持续疼痛，这种情况下治疗较为棘手。可能需要手术治疗，将舟骨切除，行四角融合。

第二十二章

破了的"黏液囊肿"怎么又长出来了

张大妈这段时间有点烦心事，左手第四指末节关节处长了一个小包包，医生诊断为"黏液囊肿"，建议张大妈手术切除。张大妈觉得这么一个小东西无关痛痒，也就没有接受医生的建议。可前一段时间这个小包包自己破了，这下可乐坏了张大妈，以为没事了。可好景不长，没过多久，消失的"小包包"又出现了，空欢喜一场的张大妈再一次敲开了医生诊室的大门，不明白这个小包包为什么又"失而复得"，那就让医生告诉您破了的"黏液囊肿"怎么又长出来了。

Q1: 什么是黏液囊肿

黏液囊肿是由于骨关节退变后，关节渗出物在皮下形成的关节周围囊肿。手部的黏液囊肿多见于老年人，尤其以老年女性居多。

Q2: 黏液囊肿一般好发于手的哪些部位

最常发生于手指远端指间关节的背外侧。

Q3: 其他还有哪些部位容易出现黏液囊肿

足部的远端趾间关节背外侧也是黏液囊肿的好发部位。

Q4: 黏液囊肿长什么样

黏液囊肿一般局限于手指远端指间关节背侧，指甲的近端。囊肿表面皮肤比较菲薄，质地囊性，活动度小，外观呈半球样，内容物为透明胶冻样物质。

Q5: 患者有什么自觉症状吗

绝大多数患者无明显自觉症状，囊肿张力过大可有胀痛不适感。当黏液囊肿压迫甲根时，指甲可出现纵行凹沟等甲板畸形。

Q6: 确诊需要做什么检查

通过查体根据包块的外形特点、生长部位，以及患者的年龄、性别等因素基本可以明确诊断。进一步确诊需要 B 超检查和 X 线检查。

Q7: 黏液囊肿会自行破裂吗

当囊肿表面张力过大时，容易自行破裂，但当囊壁修复后，囊肿就会很快复发。

Q8: 可以用针刺破吗

非常不建议！黏液囊肿自行破溃或是用针刺破，都存在感染的风险。这种方法不能根治黏液囊肿，而且复发率极高。

Q9: 有没有保守治疗方法可以抑制囊肿增长

目前还没有有效的保守治疗方法。减少手指的使用，可能有助于控制囊肿的进展。

Q10: 为什么建议手术治疗

因为囊肿影响手指外观；囊肿破溃后有很大的感染风险；如果当囊肿体积过大时再行手术，可能需要植皮，增加患者创伤。所以建议手术治疗。

Q11: 囊肿切除后手指的创面如何覆盖

囊肿切除后一般情况下留下的创面面积较小,多数不能直接缝合。大多数情况下,需要取全厚皮肤移植。

Q12: 黏液囊肿会癌变吗

黏液囊肿为关节内容物渗出所致,不属于肿瘤范畴,其本身不会癌变。

Q13: 为什么黏液囊肿手术切除后不容易复发

手术仅仅单纯切除黏液囊肿本身,并且会将关节处的骨质增生切除,因此能够达到预防复发的目的,复发概率小于5%。

Q14: 术后多久手部可以正常使用

术后2周,拆线拆加压包后即可正常使用。

Q15: 可以微创手术吗

不适合微创手术。因为术中除切除囊肿外,还要进行关节腔的清理,而这个过程微创手术无法完成。

第二十三章

痛风在手部和腕部的表现有哪些

　　小郭是个吃货，酷爱啤酒、撸串、火锅、羊蝎子、小海鲜。昨天晚上又和几位朋友消夜到很晚。结果，凌晨 5 点就被剧烈的疼痛痛醒，他发现手腕又红又肿，一点儿都不敢活动，钻心地疼，衣服的重量都无法承受，最后这个 95 千克的大男人竟然哭了起来。小郭以为喝多后手腕受伤，赶到医院拍片，医生看了片子没有发现骨折、脱位等异常，建议他检查血尿酸。检查结果显示血尿酸 702 μ mol/L，远远超过了 420 μ mol/L 的正常标准。原来，不健康的饮食生活方式给小郭带来的不仅仅是体重的增长，还有痛风。医生给他开具了布洛芬止痛，并嘱咐他痛风绝对不是疼痛、止痛这么简单，以后要定期复查，择期加用降尿酸药物。小郭对痛风几乎没什么概念，下面我们就来讲讲痛风在手部和腕部的表现和治疗。

Q1: 什么是痛风

痛风是一种常见的关节病，是由单钠尿酸盐沉积所致。各个年龄段均可能罹患，男性发病率高于女性。它的发生与嘌呤代谢紊乱及（或）尿酸排泄减少所致的高尿酸血症相关。

Q2: 痛风的症状是什么

痛风患者会突然出现剧烈疼痛，表现为手、足部小关节肿痛，尤其是足部第一跖趾关节和腕关节。病变关节也常会发红和肿胀。通常仅有 1 个关节受累，但某些患者会出现多个关节疼痛。痛风往往在夜间发作。痛风所致的疼痛可能很剧烈，即使不治疗，症状也会在数日至数周内好转。

Q3: 痛风的关节表现是什么

随着病情进展，血尿酸结晶堆积，可在关节周围出现明显的肿胀和包块。病情严重的患者，局部皮肤破溃，可见白色石灰样或牙膏样物质流出。影像学早期表现为骨质疏松和软组织肿胀。随着病情的进展关节周围骨质破坏明显，可出现穿凿样破坏，关节间隙狭窄甚至消失。

Q4: 痛风造成关节症状的原因是什么

痛风发作与体内尿酸浓度有关，细胞外液尿酸浓度饱和时，可形成锋利的针状结晶，累积于关节腔等处形成尿酸盐沉积，可以引发急性关节疼痛。

Q5: 如何确诊痛风

为了检查您是否有痛风，医生需要从疼痛关节腔采集液体标本。若在液体标本中检出典型的痛风结晶，就可以诊断为痛风。但是，如果您有以下情况，也高度怀疑痛风。

有1个关节（尤其是足蹬趾根部的关节，即第一跖趾关节）出现过疼痛和肿胀。

在发作间歇（至少在最早开始发作时），症状可完全消失。

血液检查显示尿酸水平高。

Q6: 哪些因素会导致痛风发生

肥胖，高血压，慢性肾脏疾病，暴饮暴食或长时间禁食，脱水，经常饮酒过量（尤其是啤酒和其他烈酒），食用大量肉类或海鲜，饮用含有高果糖、高玉米糖浆的饮料（如无糖汽水），服用影响血液尿酸水平的药物（特别是利尿剂、部分抗排异药物），未接受适当剂量药物控制的高尿酸血症患者都容易发生痛风。

Q7: 高尿酸血症是痛风吗

不一定。

正常嘌呤饮食状态下，非同日两次空腹血尿酸水平：男性血尿酸 >420μmol/L，女性血尿酸 >360μmol/L，可以诊断为高尿酸血症。高尿酸血症是痛风发病的基础，只有出现痛风的临床症状，才称为痛风。痛风患者占高尿酸血症患者的 5%～19%。另外，对于一些急性发作的痛风性关节炎患者，检查其尿酸水平也未必升高，痛风发作可能是一些诱因，如饮酒、剧烈运动，以及受寒等因素引起的。

Q8: 痛风急性期的主要治疗手段有哪些

痛风急性期内科药物治疗效果肯定。越早服用药物，疗效越好。这些药物包括非甾体消炎药（如布洛芬、吲哚美辛）、类固醇，以及秋水仙碱等。同时需要减少发病关节的活动。具体应用什么药物需要医生根据患者的年龄、肝肾功能等一系列指标权衡。

Q9: 痛风会累及其他器官吗

当然会。剧烈的疼痛只是痛风的基础，其他并发症才更可怕。

痛风可并发肾脏病变，严重者可进展至尿毒症需透析治疗，痛风还常伴发高脂血症、高血压病、糖尿病、动脉硬化及冠心病等。

Q10: 什么是痛风石

痛风患者由于尿酸盐结晶日积月累不断沉积，逐渐形成痛风石。这是一种黄白色、豆腐渣样的物体，硬度和石头类似，这些石头通常在患者耳郭、关节周围、肌腱、软组织等皮下出现，虽然它们通常不会引起疼痛或压痛，但会使皮肤变薄。不仅影响外观，还会导致关节畸形、功能障碍、神经压迫、皮肤破溃等。

Q11: 痛风如何预防

（1）管住嘴：控制饮食，多吃蔬菜水果、全谷物和低脂乳制品。限制含糖饮料（包括各种鲜榨果汁）和饮酒。

（2）多喝水：避免脱水。

（3）减重：如果超重，减轻体重有助于缓解痛风。

（4）降尿酸：痛风反复或严重发作的患者大多需要服用降尿酸药物，如别嘌醇、非布司他、立加利仙、丙磺舒等。还要定期检查尿酸水平，确保药物有效。

（5）并存病同治：一些痛风患者也存在其他健康问题，如心脏病、高血压、肾病。治疗上述疾病对缓解痛风也会有帮助。

Q12: 哪些痛风患者需要手术治疗

　　手术在痛风治疗中的作用通常仅限于痛风石性疾病的并发症。手术适应证包括：（1）关节内及关节周围大量痛风石堆积，显著影响手部外观和功能；（2）痛风石体积较大，局部皮肤菲薄或破溃感染；（3）尿酸结晶在软组织中堆积，造成相应的功能障碍，如肌腱痛风石造成手部运动功能障碍，以及痛风石卡压周围神经等。

　　局部手术不能替代有效的全身性控制血清尿酸盐水平。

第二十四章

手指轻轻一碰就骨折 ——
内生软骨瘤在作祟

　　张女士前天做家务不小心戳了一下左手第四个手指，当即感觉手指疼痛，不能屈伸，跑到医院拍了个 X 线片，被医生告知病理性指骨骨折。造成骨折的真凶是指骨里长的一个内生软骨瘤，它使骨皮质变薄，因而非常容易发生骨折。下面，我们就讨论一下这个"真凶"——内生软骨瘤。

Q1: 什么是内生软骨瘤

内生软骨瘤由软骨细胞错构而成，属于良性肿瘤，极少发生恶变，多发生于青壮年，男女无明显差异，其病因尚不明确。

Q2: 为什么叫内生软骨瘤

其名字源于肿瘤的特征，从名字上我们可以捕捉到这个肿瘤的两个特点，一为"内生"，二为"软骨瘤"。

"内生"指的是这类肿瘤的生长位置，其出现的部位是骨头的里面，即骨髓腔内，所以称为"内生"；"软骨瘤"指的是肿瘤的组织成分，主要是软骨或是软骨样的改变。

Q3: 内生软骨瘤是单发还是多发

内生软骨瘤可以单发，也可以多发。

Q4: 内生软骨瘤一般长在哪些骨头里

单发的内生软骨瘤一般常见于手、足短管状骨内，一半以上发生在手部的掌骨和指骨，环指最多，其次为中指、小指。

Q5: 内生软骨瘤会有什么临床症状

单发性内生软骨瘤生长较缓慢，体积小时，可长期无症状，很难被发现。体积增大时，可使手指外观呈梭形膨大，无痛或有轻微压痛。

Q6: 什么是病理性骨折

简言之为骨骼的疾患在先，骨折发生在后。以内生软骨瘤为例，瘤体在骨髓腔内增大时，会侵蚀骨质、破坏骨性结构，致骨皮质变薄，极易发生骨折，这种骨折临床称"病理性骨折"。

Q7: 如何确诊内生软骨瘤

临床表现结合 X 线可明确诊断。X 线的特征性表现为膨胀溶骨性病灶，呈磨砂玻璃样，局部骨皮质变薄。

Q8: 如何自我发现内生软骨瘤

内生软骨瘤生长缓慢，早期无明显症状，很难被发现。一部分患者在外伤或病理性骨折时，经 X 线检查才发现此病。少部分患者是因为外观畸形或影响关节活动，就诊时被发现。

Q9: 长了内生软骨瘤必须要手术吗

如果瘤体较小，可以选择保守治疗，定期拍 X 线片复查即可。

Q10: 有没有什么方法可以抑制内生软骨瘤生长

没有。建议正常生活，不要故意触碰或揉捏患处。另外，一定要注意保护病变部位，防止外伤致病理性骨折。

Q11: 什么情况需要手术治疗

有下列情况需手术治疗。

> 瘤体较大，局部畸形或关节活动受限。
> 发生病理性骨折，并伴骨折明显移位。
> 复发病例。
> 有恶变倾向病例。

Q12: 手术有哪些方案

病灶小的单纯采用肿瘤刮除术即可。

病灶大且骨皮质较薄的，不但要做病灶处的肿瘤刮除术，还要向刮除病灶处植入自体松质骨或人工骨。

对于移位的病理骨折，术中除了肿瘤刮除和植骨外，还需要复位和固定骨折。

Q13: 为什么需要植骨

软骨瘤刮除后，髓腔中存在大范围骨缺损，植骨能够增加骨骼强度，并有助于新骨生成。

Q14: 一般用什么植骨

目前有两种选择，一种是自体骨植骨，即从患者身上取一块松质骨块植入肿瘤刮除处。另一种是用人工合成的骨材料植骨。

Q15: 植入人工骨会不会有排斥反应

临床上，绝大多数患者没有排斥反应，极少数患者术后早期会出现红肿和渗出的现象。

Q16: 如果真的发生排斥了怎么办

症状轻微患者，通过加强换药，短期内症状可改善或消失。如果排斥反应严重，则需要取出人工骨，重新植入自体骨或旷置。

Q17: 自体骨一般都取哪个部位的骨头

最常取的是髂骨，其次是桡骨远端松质骨。

Q18: 取髂骨会不会对走路或其他活动有影响

切取髂骨的部位和负重无关，术后不会影响行走功能。

Q19: 自体骨和人工骨更推荐哪个

两种方案在术后的效果上是一样的，但各有利弊。

自体骨：自体材料，整体费用低，相对创伤大。

人工骨：人工材料，整体费用高，无额外创伤。

Q20: 术后多久可以恢复正常工作、生活

单纯瘤体刮除患者：一般术后伤口愈合（2 周左右），即可恢复正常工作、生活。

有骨折或有大量植骨患者：建议手术 3 个月后正常使用患肢。

第二十五章

腱鞘囊肿 —— 微创手术还是传统手术

　　小杨是个爱美的姑娘，3 个月前手背上突然长出一个包，不痛不痒，只是在腕关节屈伸活动时有些不适感。小杨觉得伸出手特别不好看，于是就来到医院，想咨询一下是否能将这个包处理掉。经过 B 超检查，医生告知小杨这个包是手部常见肿物——腱鞘囊肿。可以继续观察，也可以手术切除。小杨一听，也拿不定主意了，下面我们就和大家说说腱鞘囊肿那点事儿。

Q1: 什么是腱鞘囊肿

腱鞘囊肿是发生于人体关节、韧带或肌腱鞘管周围的囊性肿物。囊肿的内容物为无色透明或橙色、淡黄色黏液或胶冻样物质，是一种良性肿物。

Q2: 腱鞘囊肿可发生于身体的哪些部位

腱鞘囊肿可以发生于身体各处存在关节和鞘管的部位，临床上最常见的是腕背腱鞘囊肿。

Q3: 手部腱鞘囊肿的好发部位

手部腱鞘囊肿最多见于腕背部，其次见于腕掌部、手掌。

Q4: 腱鞘是什么东西，有什么作用

形象地说，腱鞘可以理解为我们生活中的"刀鞘"，肌腱（俗称：筋）就是里面的"刀"。腱鞘内有滑液，在其润滑下肌腱才能正常滑动，从而产生手指的屈伸活动。腱鞘的作用是包裹肌腱，让肌腱在规定范围内滑动。当腱鞘内的液体产生过多或是吸少减少，多余的液体通过腱鞘形成凸出皮肤表面的包块，这个包块就是我们今天所讨论的腱鞘囊肿。此外，关节中的滑膜也能够产生滑液，进

而形成关节周围的腱鞘囊肿。

Q5: 腱鞘囊肿的致病原因是什么

病因不明，可能的原因包括关节不稳定或退行性病变。

Q6: 腱鞘囊肿长什么样

为半球形隆起于皮肤表面，外表光滑、边界清楚。囊肿的质地与囊肿大小无关，与肿物表面张力有关，张力越大、内容物越多、质地越硬。

Q7: 长了腱鞘囊肿会不会痛

一般无痛感，少数患者可有局部压痛。当肿物过大时，压迫周围血管、神经可有伴随症状，如疼痛、远侧肢端麻木、运动异常等。

Q8: 哪些人是腱鞘囊肿的好发人群

腱鞘囊肿可见于任何年龄，中青年多发，发病率有明显性别差异，女性发病率高于男性，约为 3∶1。

长期反复的腕关节活动会诱发此类疾病，如长时间写字或使用电脑的办公文员、乐器演奏家、长期抱孩子的人等。

Q9: 腱鞘囊肿会癌变吗

腱鞘囊肿属于囊性肿物，良性，不会癌变。

Q10: 腱鞘囊肿如何明确诊断

手部腱鞘囊肿通过查体、B超和MRI可以明确诊断。

Q11: 得了腱鞘囊肿如何治疗

腱鞘囊肿有一定的自愈性，部分囊肿患者可自行吸收。

无明显症状的腱鞘囊肿，无须治疗，观察和定期复查即可。

症状明显的腱鞘囊肿，如疼痛、活动受限，或囊肿较大影响外观，建议手术治疗。

Q12: 可以挤压或针刺抽吸吗

不推荐。因为这两种方法均单纯地破坏囊壁，而囊肿蒂部仍然存在。囊壁有自行修复能力，修复后囊肿就会再次出现。

Q13: 手术可以采用微创方式吗

腕背腱鞘囊肿可以选择关节镜微创治疗，创伤很小。其他部位的腱鞘囊肿目前仍多采用传统的开放手术切除。

Q14: 术后多久可以恢复工作、生活

微创手术 1～2 天后、常规手术 3～7 天后可以使用患肢。完全正常使用，均需要术后 2 周，切口完全愈合后。

Q15: 术后复发概率有多大

文献报道腱鞘囊肿术后复发率为 4%～40%。根据我院经验，开放式手术或关节镜下微创切除的复发率均为 10% 左右。

Q16: 如何避免腱鞘囊肿的复发

避免过度使用手部和腕部。工作一段时间后，休息 5～10 分钟，缓解手部疲劳。手部劳累后，可以做手部放松操、温水泡手或局部按摩。定期门诊复查。

第二十六章

指尖触痛，可能是血管球瘤搞的鬼

半年前，郭女士左手中指指尖触碰物体时经常出现疼痛，用冷水洗手时会更加明显，自己仔细看了看手指，没看出什么异常，也就没太在意。可是最近一个月指尖疼痛越来越严重，而且稍不小心轻微碰一下，都要钻心地疼上一会儿，有时都能给郭女士疼出一身冷汗。郭女士实在扛不住了，无奈之下来到医院就诊，医生询问病史后让她做了一个手部B超，B超结果显示：血管球瘤，直径0.5厘米。郭女士很纳闷，就这么一个小小的东西怎么会这么痛，带着郭女士的疑问，下面我们就带您了解一下"血管球瘤"。

Q1: 血管球瘤是血管上长了一个球状的小肿瘤吗

不是！血管球是我们人体的一种正常结构，因其主要分布于肢体末梢，尤其是在手掌侧、足跖侧，以及手指或足趾甲下分布较多。血管球是小动、静脉之间的短路，内含有丰富的神经末梢。正常的血管球直径大小约1毫米，具有调节体温的作用。

Q2: 为什么血管球会成为血管球瘤呢

到目前为止，其发病机制尚不清楚，有专家认为外伤可能为其诱因，而局部长期受到挤压、摩擦、温度变化等刺激也可能与其发生相关。

Q3: 血管球瘤好发于身体的哪些部位

血管球瘤可以发生在身体的各个部位，但根据血管球分布，可以判断出血管球瘤的好发部位，主要是手指或脚趾的末端。其中生长在指（趾）甲下的血管球瘤，也称为"甲下血管球瘤"，是临床上最常见的类型。

Q4: 长了血管球瘤会有哪些表现

临床有典型的三联征表现：自发性间歇性剧痛、难以忍受的触痛和遇冷疼痛加剧。外观上甲下或皮下可见蓝色、紫红色米粒状斑点。患者主诉患肢会自发性疼痛，异常敏感，轻微摩擦或遇到压力或冷水时，会诱发钻心的疼痛。

Q5: 血管球瘤好发于哪类人群

中青年是主要患病群体，女性多于男性。

Q6: 血管球瘤是良性还是恶性肿瘤

血管球瘤属于良性肿瘤，极少发生癌变。

Q7: 手术的麻醉方式是什么

手部血管球瘤手术不需要全麻。一般采用指根麻醉（麻醉患指）或臂丛麻醉（麻醉患侧肢体）即可。

Q8: 血管球瘤如何确诊

查体结合 B 超通常可以确诊。

Q9: 血管球瘤该如何治疗呢

症状明显的血管球瘤建议手术切除。

Q10: 哪个时机进行手术比较好

血管球瘤的治疗原则是早发现、早诊断、早手术。尤其生长在甲下、甲根的血管球瘤，如果不尽早手术，随着瘤体的增长，甲板会对瘤体产生一定的压力，会加重患者的疼痛感。此外，瘤体的长期压迫，可以导致指甲变形，甚至在远节指骨上产生明显的压迹，影响美观。但生长在非甲下部位的血管球瘤，由于肿物体积很小，和软组织混在一起，分辨困难，可以等到瘤体大一些再进行手术。

Q11: 如果指甲已经变形了，手术后还会恢复正常吗

首先，对于生长在甲下或甲根部的血管球瘤无论是否已存在指甲的变形或破坏，术中都要拔除甲板（俗称指甲），才能暴露甲床。切开甲床，显露肿瘤后进行切除。肿瘤切除后重新缝合甲床，术后一般 3～6 个月指甲完全长出。解除了肿瘤对甲基质和甲床的压迫后，新生指甲外观会有不同程度的改善。

Q12: 血管球瘤会不会复发

血管球瘤的复发概率低，然而由于尚未掌握其发病机制，所以暂时没有什么方法可以预防其复发。可以通过术后定期的 B 超复查，及时发现及时处理。